消毒方法与应用

主 编 沈 伟
副主编（按姓氏笔画排序）
　　　　朱仁义 应庆茹 张 帆 陆婉英
编写者（按姓氏笔画排序）
　　　　于志臻 仇 伟 田 靓 许慧慧 孙玉卿
　　　　何静芳 姜培珍 钱海雷 葛忆琳

復旦大學 出版社

序

随着全球传染病的暴发与复燃、新发传染病的不断出现、医源性感染的居高不下、生物恐怖的严重威胁以及地震、海啸等自然灾害的灾后处理,特别是2003年的SARS暴发,消毒成为突发公共卫生事件的重要控制手段。在消毒技术和消毒产品发展的同时,落后的消毒技术和方法、消毒方法使用不规范、过度消毒的问题,以及化学消毒剂的环境污染与安全正日益引发社会的广泛关注与重视。

上海市预防医学会消毒专业委员会组织疾病控制、卫生监督、临床等领域的有关专家,历时1年,对国内外消毒学科现状及应用进行研究,撰写了《消毒方法与应用》。

《消毒方法与应用》全书内容丰富,包含消毒学基本概念和原则、消毒灭菌方法与技术、消毒灭菌环境与职业安全、消毒灭菌效果评价方法与技术,具有较强的理论性;同时介绍了先进消毒学理念及最新的消毒技术和方法进展、消毒产品生产与管理,以及消毒在饮用水、食品安全、托幼机构、公共场所、农牧业、生物安全、医疗机构、自然灾害和突发公共卫生事件等领域和行业的应用现况。针对国内相关行业中的消毒应用现状与不足,提出对策和措施,对指导消毒应用的科学发展,具有较强的实用性。

《消毒方法与应用》一书不仅可以用作从事消毒方法研究和产品研发的技术人员的参考书,也可以用作公共卫生和医疗机构中从事消毒和感染控制的专业人员的参考书,还可以用作从事家居、托幼、食品、饮用水、公共场所、农牧业、生物制品、制药、微生物实验室工作或管理人员的参考书。

期盼《消毒方法与应用》的出版,对促进公共卫生相关领域和行业对先进消毒学理念和技术的引入、研究、推广与发展,并对推动消毒应用的科学合理和安全规范能起到积极的作用。

上海市预防医学会
会长 彭靖
2011年9月

Preface
前　言

　　消毒学是研究杀灭或去除环境中病原微生物和其他有害微生物的理论、方法和技术的学科,在感染性疾病的预防控制,尤其是在 SARS、流感、生物恐怖、自然灾害等突发公共卫生事件处置中切断传播途径、控制流行起着极其重要的作用。消毒学还是一门应用性广泛的学科,在医院、托幼、家居、公共场所、食品、饮用水、农牧业、制药、微生物实验室以及其他需要进行微生物控制的领域和行业都离不开消毒,且与大众的生活息息相关。

　　在消毒方法方面,国内主要致力于消毒技术与方法的试验有效性、消毒灭菌效果的监测与评价等,很少涉及消毒剂实际使用的有效性和安全性。而在发达国家,消毒学已不再只关注消毒效果的好坏,更注重消毒的安全使用,如手与皮肤黏膜消毒的实际有效性和安全性、饮用水消毒的副产物、食品与环境消毒的化学残留、消毒过程中工作人员的职业暴露和防护、中央空调系统清洁消毒产生的化学污染等。

　　在消毒应用方面,无论是日常消毒还是 SARS、禽流感、地震等重大事件处置中的消毒,都存在消毒方法使用不当和过度消毒的问题,某些部门和行业在消毒技术和方法的选择上还停留在几十年前的水平。这些问题正在造成与进一步扩大化学消毒剂引起的环境污染和对人体健康的影响，违背了绿色环保和可持续发展的方向。

本书从消毒学基本概念和原则、消毒灭菌方法与技术、消毒灭菌环境与职业安全、消毒灭菌效果评价方法与技术、我国消毒产品种类，以及消毒在饮用水、食品安全、托幼机构、公共场所、农牧业、生物安全、医疗机构、自然灾害和突发公共卫生事件等领域和行业的应用，进行国内外消毒方法和应用情况比较，旨在引领消毒方法进一步向更安全、更环保的方向发展，促进相关领域和行业对先进消毒学理念和技术的引入、研究、推广与发展，并推动消毒应用的科学、合理和安全、规范。

本书不仅适用于公共卫生和医疗机构从事消毒和感染控制的专业人员，也适用于从事消毒方法和产品研究的技术人员，以及从事家居、托幼、食品、饮用水、公共场所、农牧业、生物制品、制药、微生物实验室消毒或管理人员。

本书是上海市科协 2010 年学科、产业（行业）技术与社会事业发展项目《消毒学科发展研究》的成果，得到上海市科协和上海市预防医学会的大力支持，在此一并致谢！

限于编者水平与编写时间的仓促，本书难免有不当或错误之处，真诚地希望消毒领域同道和读者提出宝贵意见。

编者

2011 年 8 月

Contents

目 录

第一部分 消毒灭菌方法与技术 ·················· 1
  一、消毒学基本概念和原则 ·················· 1
  二、消毒方法与技术 ·················· 19
  三、灭菌方法与技术 ·················· 46
  四、消毒灭菌环境与职业安全 ·················· 51
  五、消毒灭菌效果评价方法与技术 ·················· 53

第二部分 消毒在相关行业的应用 ·················· 61
  一、消毒产品的管理和生产 ·················· 61
  二、饮用水消毒 ·················· 66
  三、食品安全与消毒 ·················· 74
  四、托幼机构消毒 ·················· 87
  五、公共场所消毒 ·················· 102
  六、农牧业消毒 ·················· 108

七、生物安全与消毒 ………………………… 115

八、医疗机构消毒 …………………………… 123

九、自然灾害和突发公共卫生事件与消毒 ……… 139

参考文献 ………………………………………… 153

第一部分
消毒灭菌方法与技术

一 消毒学基本概念和原则

（一）消毒学基本概念

1. 消毒

消毒(disinfection)是指能杀灭或清除传播媒介上病原微生物,使其达到无害化的处理。又可分为高水平消毒、中水平消毒及低水平消毒。

(1) 高水平消毒(high-level disinfection)：能杀灭一切细菌繁殖体(包括结核分枝杆菌)、病毒、真菌及其孢子和绝大多数细菌芽孢,达到消毒效果。常见的高水平消毒方法有热力、电离辐射、微波、紫外线以及过氧乙酸、过氧化氢、戊二醛、甲醛、二氧化氯、含氯(溴)消毒剂等[1]。然而在美国,高水平消毒不要求杀灭大量细菌芽孢[2],如 0.5% 邻苯二甲醛,对细菌芽孢的杀灭作用很弱,但能有效杀灭结核分枝杆菌,已被美国 FDA 批准为高水平消毒剂。

(2) 中水平消毒(intermediate-level disinfection)：能杀灭和清除除细菌芽孢以外的各种病原微生物,包括分枝杆菌和亲水病毒,达到消毒效果。常见的中水平消毒方法有超声波、碘类消毒剂、醇类消毒剂、酚类消毒剂等[1]。

（3）低水平消毒(low-level disinfection)：只能杀灭细菌繁殖体(分枝杆菌除外)、亲脂病毒和大部分真菌，达到消毒效果。常见的低水平消毒方法有通风换气、冲洗等机械除菌法以及季铵盐类消毒剂、胍类消毒剂、植物类消毒剂和汞、银、铜等金属离子类消毒剂等[1]。

2. 灭菌

灭菌(sterilization)是指能杀灭或清除传播媒介上所有种类微生物的处理。常见的灭菌方法有压力蒸汽、干热、电离辐射、微波、环氧乙烷气体、过氧化氢等离子体以及过氧乙酸、过氧化氢、戊二醛、甲醛等液体灭菌剂。

3. 消毒剂

消毒剂(disinfectant)是用于杀灭传播媒介上的微生物使其达到消毒或灭菌要求的制剂。

在欧美国家，消毒或消毒剂仅指用于无生命物体或表面的杀菌处理或制剂，因为人们认为消毒剂可能伤害皮肤和其他组织[2]。而用于活组织和皮肤的杀菌剂，如手消毒剂和皮肤黏膜消毒剂，则被称为"antiseptics"，在国内常被翻译为"抗菌剂"或"防腐剂"。

4. 灭菌剂

灭菌剂(sterilant)是可杀灭一切微生物(包括细菌芽孢)，使其达到灭菌要求的制剂。

5. 抗菌与抑菌

抗菌(antibacterial)：采用化学或物理方法杀灭细菌或妨碍细菌生长繁殖及其活性的过程。

抑菌(bacteriostasis)：采用化学或物理方法抑制或妨碍

细菌生长繁殖及其活性的过程。

虽然卫生部《消毒技术规范》[1]中的抗菌与抑菌的含义与欧美、日本等国家基本一致,但由于"antiseptics"和"antibacterial"的中文翻译都是"抗菌",很容易混淆。例如,在卫生部关于消毒产品的目录中,有一类用于皮肤黏膜的抗菌制剂(目前尚无对应的英文名称)对指示菌的杀灭率应大于或等于90%;而欧美等国家用于皮肤黏膜杀菌的antiseptics(抗菌剂),对指示菌的杀灭率应大于或等于99.999%(与我国皮肤黏膜消毒剂的评价标准相同),显然这两种抗菌剂不是同一类产品。

6. 清洗(cleaning)

近年来,cleaning也频频出现在消毒学的著作、标准和规范中,中文一般翻译为"清洁"或"清洗"。其定义为:用水和洗涤剂或酶,通过人工或机器清洗,去除物体或表面可见有机物或无机物[2]。现有的研究已证实,清洁处理可以去除90%以上的微生物以及影响消毒效果的污物和生物膜。因此,现代消毒学特别强调高水平消毒或灭菌前必须对物品先进行人工或机器清洁。

7. sanitizing 和 sanitizer

在美国等国家,化学杀菌剂除了消毒剂和灭菌剂外,还包含sanitizer。其定义为:根据公共卫生要求判定,能将污染微生物数量减少至安全水平的制剂,常用于无生命物体或表面[2]。在美国一些有关医院消毒的指南中并未见到sanitizer的应用,而在食品行业和托幼机构中经常可以见到。例如,在美国食品行业中,根据美国环境保护部(EPA)的要求,sanitizer的杀菌效果并不低于消毒剂(disinfectant)

的标准；而在美国托幼机构中，将日常卫生依次分为清洁（cleaning）、sanitizing 和消毒（disinfection）3 个等级。sanitizing 和消毒（disinfection）都使用含氯消毒剂和季铵盐类消毒剂，但前者的使用浓度要低于后者。根据 sanitizing 的使用对象，该术语类似我国预防性消毒的概念，针对的是卫生微生物，而 disinfection 针对的则是病原微生物。目前在我国尚无与 sanitizing 和 sanitizer 相对应的中文术语。

(二) 消毒灭菌基本原则

1. Spaulding 方案

40 多年前，Spaulding[3]提出了对病人护理用品和医疗器械合理消毒和灭菌的分类方法，即根据使用中发生感染的危险程度，将物品分为关键性（高度危险）、半关键性（中度危险）和非关键性（低度危险），从而采取不同的消毒或灭菌方法；同时，根据杀微生物的种类，将消毒与灭菌方法分为灭菌、高水平消毒、中水平消毒和低水平消毒等几个等级。这就是著名的 Spaulding 分类法。

（1）关键性物品（critical items）：是指进入无菌组织或血液系统的器材，包括外科器材、心脏用器材、导尿管、植入物和进入人体无菌区域的超声探针等。这类物品一旦被任何微生物污染都将产生极高的感染风险，因此必须达到无菌，应在使用前进行灭菌处理。

（2）半关键性物品（semicritical items）：是指接触黏膜组织或不完整皮肤的器材，包括呼吸机、麻醉机、需消毒的内镜、喉头镜、食管测压仪、肛门直肠测压仪和阴道隔膜固定环等。由于人体的完整黏膜组织如肺及胃肠道等，对微生物有一定抵抗作用,因此这类物品仅可允许极少量的不致病的细菌芽孢存在,使用前应进行高水平消毒。

(3) 非关键性物品(noncritical items):是指仅与完整的皮肤接触而不与黏膜接触的物品。完整的皮肤对于大部分的微生物起到良好的屏障作用,这类物品一般不会成为病原体传播的媒介。但如果有潜在的被污染过的手与健康护理人员的手同时接触该类物品,或者被污染的地方可能与清洁的医疗器械接触,从而产生二次污染而导致微生物传播。该类物品又可分为医疗或护理用品(如血压计、听诊器、X线机)和一般物体表面(如台面、床栏),前者需要用中水平或低水平消毒剂消毒,而后者在一般情况下仅需清洁或低水平消毒,除非受到特殊的病原微生物污染。

2. 我国消毒灭菌基本原则

根据Spaulding的基本原理,我国卫生部颁布的《消毒管理办法》[4]规定:"进入人体组织或无菌器官的医疗用品必须达到灭菌要求","接触皮肤、黏膜的器械和用品必须达到消毒要求"。卫生部的《消毒技术规范》[1]提出了以下消毒灭菌基本原则:①高度危险性物品,必须选用灭菌方法处理。②中度危险性物品,一般情况下达到消毒即可,可选用中水平或高水平消毒方法。但中度危险性物品的消毒要求并不相同,有些要求严格,例如内镜、体温表等必须达到高水平消毒,需采用高水平消毒方法消毒。③低度危险性物品,一般可用低水平消毒方法,或只作一般的清洁处理即可,仅在特殊情况下,才作特殊的消毒要求。例如,在有病原微生物污染时,必须针对所污染病原微生物的种类选用有效的消毒方法。

3. 消毒灭菌基本原则面临新的挑战

经过40多年的实践,随着医疗科技的迅猛发展,发现Spaulding方案过于简单,在很多方面已不能满足实际工作的需要。

(1) 新型医疗器械的消毒灭菌:由于检查、诊断、治疗等医疗技术的发展,出现了许多复杂的侵入性的医疗器械,如纤维内镜、血液透析器械和设备、新的口腔器械以及各种导管和人体植入器械,这些器械大多对热敏感或结构复杂,不适用传统的消毒或灭菌方法。例如,有些器械不能耐受压力蒸汽灭菌;环氧乙烷灭菌所需时间又太长(至少需要数小时),不能满足临床周转要求;液体消毒或灭菌达不到复杂结构的内部;虽然目前有一些新的灭菌技术,如过氧化氢气态等离子体灭菌和过氧乙酸灭菌系统,但对临床操作和使用提出了很高的要求。在这种情况下,一方面促进了一些能耐受压力蒸汽的新型医疗器械(如耐压力蒸汽口腔手机)的发展,以及对某些关键的难以处理的部件实行一次性使用(如某些纤维内镜的关键部件);另一方面,也试图通过物理-化学组合、清洗-消毒或灭菌组合以及严格的规范操作来解决对热敏感或结构复杂医疗器械的消毒或灭菌问题。

新型医疗器械的问世也使物品危险性分类和消毒灭菌方法选择方面出现了分歧和争论。例如,上消化道纤维内镜,属于半关键医疗器械,要求高水平消毒,但有可能接触消化道大量出血的破损黏膜(如食管静脉曲张病人),且还配有进入黏膜、要求灭菌的活检钳,高水平消毒是否安全?再如,随着严格的原材料和生产过程控制,已能使某些医疗器械终产品的微生物污染完全达到安全水平,如接触皮肤的医用胶带,是否还需进行最终产品的消毒处理?

因此,简单的分类方法已不能解决复杂的实际问题,有时需要采用清洁、消毒、灭菌的组合方法和严格规范的操作步骤。因此,只有在对具体情况进行风险评估和效果验证的基础上,才能形成科学合理并切实可行的消毒灭菌方案。

(2)非关键物体表面的消毒:当非关键物体表面被血液、体液或其他感染性材料以及病原微生物或医院感染耐药菌污染时必须进行消毒处理已达成共识。然而,对非关键物体表面是进行常规清洁还是消毒,则存在不同的观点。

非关键物体表面需要消毒的理由有:①用无杀菌作用的清洁剂处理物体表面,抹布可通过污染的手、设备和其他表面而成为潜在的传播媒介,在擦拭过程中造成表面间交叉污染[5],也曾因此而发生铜绿假单胞菌等感染暴发[6]。②有研究证实,环境物体表面消毒可预防耐药菌传播和控制鲍曼不动杆菌医院感染的暴发[7]。③国内外消毒或感染控制规范[8]都有相应的消毒要求。

非关键物体表面只需清洁的理由有:①虽然证实表面消毒可以减少微生物特别是耐甲氧西林金黄色葡萄球菌(MRSA)和耐万古霉素肠球菌(VRE)的污染,但尚无证据显示表面消毒可降低感染率[9]。②为了预防交叉污染,可用洗涤剂结合巴氏消毒法或3%过氧乙酸进行抹布消毒;也可分区域使用各自的抹布;还有一种新材料抹布,采用涤纶和尼龙丝微纤维(只有头发丝的1/16),结构紧密,吸收力强,可用消毒剂(如季铵盐)湿润,并且带正电,更易侵入带负电的尘埃和细菌。③表面清洁可给人愉悦的环境。

采用清洁还是消毒方法,应视具体情况而定,如美国

CDC在《医疗保健机构消毒和灭菌指南》[2]中建议：①环境表面每天、有溢出或可见污染时消毒；②病人区的墙壁、窗帘、隔帘有明显污染时清洁；③按需制备消毒或清洁液，经常更换，如每3个病室或每60 min更换一次；④至少每天清洗拖把和抹布，并干燥备用；⑤当婴儿床和暖箱正在使用时不宜用消毒剂进行处理，但这些设备在复用前应用消毒剂消毒，然后用水彻底清洗并干燥；⑥消毒后物品用水彻底清洗方可复用；⑦艰难梭菌感染率高或暴发场所用5 000 mg/L有效氯做常规环境消毒。

对于上述争论，还需有科学设计和足够样本量的研究来进一步评估。然而，由于目前医院感染耐药菌传播非常迅速，大多比较倾向对病人经常接触的物体表面进行常规消毒处理。

关于表面消毒的时间，一般至少需要10 min，而临床上觉得时间太长，希望1 min。目前，只有极少数消毒剂的消毒时间短至3～5 min。

(3) 消毒气雾剂和空气消毒：在欧美等发达国家不推荐使用喷雾器进行表面或空气消毒，尤其在病人护理区域[2]，主要采用工程控制的空气净化方法，即依靠高效过滤器和足够的气流量、压力、换气次数等使空气中微生物降至安全水平[10]。美国EPA对空气杀菌剂（air sanitizer）的效果与标签提出如下要求：以金黄色葡萄球菌、克雷白菌、铜绿假单胞菌为指标，微生物减少99.9%以上；空气杀菌剂不能灭菌、消毒，不能用于预防或治疗疾病或任何其他健康保护的宣传，使用说明必须标明在密闭空间使用[11]。

在我国，采用化学消毒剂喷雾的方式或紫外线杀菌灯进行表面或空气消毒还比较普遍,只有对净化要求比较高的制药车间以及少数高级别手术室、保护性隔离病房采用工程控制的空气净化方法。

(4) 家庭病床的消毒:家庭病床是近年来出现的新的医疗模式。从医院感染的角度,家庭环境应比医院更安全,但医院有责任向家庭成员提供手卫生、复用医疗器械清洗消毒和环境清洁消毒等方法。虽然 Spaulding 方案对家庭病床仍然适用,但关键性医疗器械的灭菌不能在家庭中完成,应首选一次性使用医疗器械,如需重复使用,应在医院内进行。化学消毒剂应选择更安全和使用方便的产品。家庭环境物体表面的清洁消毒建议用季铵盐类消毒剂,面积小的表面(如电脑键盘和鼠标、电话等)还可用 75% 乙醇。对于有明显致病微生物污染的物体表面,应选用合适浓度的过氧乙酸、过氧化氢、二氧化氯或含氯消毒剂,按使用说明书进行消毒。家庭病床半关键性医疗器械(如体温表)和非关键性医疗器械(如听诊器、血压计)可用含氯或过氧化物类消毒剂进行浸泡或擦拭消毒。

(5) 新发传染病病原体的消毒

1) HBV、HCV、HIV 等经血传播病原体:这些病毒虽然对杀菌因子的抵抗力不强,但由于被血液包裹,消毒剂难于穿透,必须选择高水平消毒或可以杀灭结核分枝杆菌的消毒方法以及采用标准的消毒操作步骤[1,2]。对于污染的血液或含血的器具必须压力蒸汽灭菌或按医疗废物处理;如遇血液溢出,局部应使用含有效氯 5 000 mg/L 的消毒溶液进行处理。

2) 手足口病(hand-foot-mouth disease,HFMD)病原

体:引起手足口病的病原体主要为肠道病毒属中的柯萨奇病毒、埃可病毒和肠道病毒 71 型(EV71),其中以 EV71 及柯萨奇 A16 型最为常见。肠道病毒是亲水病毒,对杀菌因子具有中等抵抗力,一般中水平或高水平消毒剂对其是有效的,但 75%乙醇在短时间内不能将其灭活。环境和物品消毒可以使用含氯消毒剂、二氧化氯或过氧化物类消毒剂,手消毒建议选用碘伏消毒剂。

3) 朊毒(prions):朊毒是一种感染性蛋白质,如克雅病(CJD)的病原体和疯牛病的病原体。朊毒的传播媒介是具有高度传染性的脑、脊髓和眼睛等组织,可通过插入性脑电极、接受感染病人的生长激素与促性腺激素以及角膜、心包和硬脑(脊)膜的移植等方式传播。朊毒对消毒和灭菌因子的抵抗力很强,用常规的压力蒸汽灭菌和化学消毒方法不能灭活朊毒。由于朊毒灭活困难,用于感染病人的医疗器械和护理用品,应尽可能一次性使用。对被朊毒污染的物品,可采用压力蒸汽 132℃作用 30 min、134℃作用 18 min,或者先在 1 mol/L 氢氧化钠溶液内浸泡 1 h 后再用压力蒸汽 121℃作用 60 min 等方法进行处理。对于低度危险性物品与表面,可浸泡于 1 mol/L 氢氧化钠溶液或 5 000~50 000 mg/L 有效氯溶液内作用 15 min 进行处理。

4) 隐孢子虫(cryptosporidium):隐孢子虫能耐受自来水中的氯,大部分消毒剂不能将其灭活,能有效灭活隐孢子虫的消毒剂有 6%和 7.5%过氧化氢,灭菌方法有压力蒸汽、环氧乙烷、过氧化氢等。结肠镜是传播隐孢子虫的重要媒介,但采用标准的内镜清洗与消毒方法是可以预防的。

5) 诺如病毒(norovirus):诺如病毒属于杯状病毒科,近年来该病毒感染接连引起数次大规模流行而引起了人们的重视。由于诺如病毒不能在组织培养中生长,目前尚缺乏该病毒灭活的确切资料。用诺如病毒的替代指标猫杯状病毒(FCV)进行研究,结果显示,FCV 在干燥环境可存活 18~21 天,含氯消毒剂(1 000 mg/L 作用 1 min)、过氧化氢(5 000 mg/L 作用 3 min)以及戊二醛、二氧化氯、碘伏和季铵盐-醇复方消毒剂可有效灭活 FCV,但单方季铵盐类消毒剂和醇类消毒剂不能完全灭活 FCV[12~15]。经美国 EPA 注册对诺如病毒有效的消毒剂产品目录中,除传统的高水平消毒剂外,还包括 0.5% 过氧化氢、过硫酸钾、复方季铵盐、柠檬酸、柠檬酸-银等消毒剂。但是,我国目前还没有针对诺如病毒的消毒试验方法与消毒产品管理规范。

6) 其他病原体:大肠杆菌 O157(escherichia coli O157)是大肠杆菌的一种血清型,SARS 冠状病毒(SARS coronavirus)和禽流感病毒(avian influenza virus)都是亲脂病毒,对杀菌因子的抵抗力较弱,低水平消毒剂对这些微生物也有效。

(6) 常见医院感染病原体的消毒

1) 艰难梭状芽孢杆菌(clostridium difficile):艰难梭菌是一种芽孢杆菌,比一般微生物的抵抗力强,必须采用能杀灭细菌芽孢的高水平消毒剂进行消毒,是目前医院感染常见的且难以处理的病原体。有研究报道,无症状的感染病人、被污染的直肠镜和体温表、医务人员手和环境污染、铺地毯的房间、使用不含氯的消毒剂等都是艰难梭菌医院感染的危险因素。建议在艰难梭菌感染率高的单位或对感染病人接触的环境和物品用 5 000 mg/L 有效氯做常规消毒,并结合手卫生和屏障预防,可显著减少艰难梭菌感染的发生率[2,16,17]。

2) 耐甲氧西林金黄色葡萄球菌(MRSA)和耐万古霉素肠球菌(VRE):目前还无充分证据显示,MRSA 和 VRE 对杀菌因子的抵抗力要比同类敏感细菌强。经美国 EPA 注册对 MRSA 和 VRE 有效的消毒剂产品目录中[18],除传统的高水平消毒剂外,还包括 0.5% 过氧化氢、复方季铵盐、季铵盐-醇、酚、酚-醇、柠檬酸、柠檬酸-银、柠檬酸-磷酸等消毒剂。但是,我国目前还没有针对 MRSA 和 VRE 的消毒试验方法与消毒产品管理规范。

大面积的表面如地面和墙壁等,与 MRSA 和 VRE 的传播无直接联系,但直接接触裸露皮肤和污染物的表面应经常清洁与消毒。消毒前应先清洁,清洁后的表面采用 500 mg/L 有效氯或其他经批准或注册的消毒剂进行消毒。对感染部位进行覆盖可大大减少表面被 MRSA 和 VRE 污染的危险,没有证据表明向空间和表面大规模喷雾消毒剂可预防 MRSA 和 VRE 感染[2]。

(7) 生物恐怖剂的消毒:可制作生物恐怖剂的微生物包括炭疽芽孢杆菌(bacillus anthracis)、鼠疫杆菌(yersinia pestis)、天花(variola)、肉毒梭菌毒素(clostridium botulinum toxin)、土拉热杆菌(francisella tularensis)、埃博拉出血热(Ebola hemorrhagic fever)、马尔堡出血热(Marburg hemorrhagic fever)以及沙状病毒(arenavirus)和安哥拉出血热(Argentine hemorrhagic fever)等,这些微生物具有在环境中稳定和传播快的特点。生物恐怖剂与同类芽孢或病毒的抵抗力是相同的,现有消毒灭菌方法同样适用于生物恐怖剂。一般表面消毒可用含氯消毒剂；对生物恐怖剂的入侵地，还要求对环境进行特殊去污染处理，如采用二氧化氯气体进行消毒。

（8）消毒剂本身的问题

1）消毒剂的污染：消毒剂被污染而成为感染媒介的报道已有50多年历史[19]，涉及季铵盐、氯己定（洗必泰）、酚、碘伏等消毒剂，未见高水平消毒剂和灭菌剂污染而引起感染暴发的报道。造成消毒剂污染的微生物最常见的是假单胞菌（约占80%）[20,21]，这是因为它们能在稀释的消毒液内生长，对营养要求低，其独特的外膜构成了阻止杀菌剂进出的有效屏障[22]。消毒剂污染主要发生于使用中的稀释消毒液，但一些报道证实了碘伏原液内的微生物污染[21]。碘伏的杀菌作用主要依赖游离碘，因此游离碘浓度高的稀释碘伏溶液可能较游离碘浓度低的饱和碘伏溶液杀菌活性更强。

防止消毒剂污染可采取以下控制措施：①正确制备消毒剂，达到预定的稀释浓度；②预防消毒剂的外源性污染，如容器、水以及消毒剂制备和使用环境[19]；③使用溶液应有规范的标签，标明消毒剂名称、浓度、配制日期和有效期等。

2）细菌对消毒剂的耐受性：细菌对消毒剂耐受性的报道甚多，如某些分枝杆菌对戊二醛的耐受性[23,24]，部分从临床分离的医院感染金黄色葡萄球菌、铜绿假单胞菌、大肠杆菌携带耐消毒剂基因，对季铵盐类消毒剂、含氯消毒剂的耐受力较标准菌株增强[25,26]，有研究者建议在某些环境（如医疗卫生单位和药厂）轮流使用不同种类的消毒剂来防止耐药菌发展[27, 28]。目前还没有证据显示,在使用条件下,耐抗生素细菌对消毒剂的抵抗力比抗生素敏感细菌强[2]。因为消毒剂使用浓度远高于最低杀菌浓度,只要规范使用消毒剂,不太可能导致非敏感微生物发展[29]。

(9) 影响消毒灭菌效果的因素:除了影响消毒灭菌效果的传统因素,如杀菌剂量、pH 值、温度、相对湿度、有机物、拮抗物质等外,生物膜和消毒灭菌前的清洗近年来越来越引起关注。

1) 生物膜(biofilms):通过产生厚的细胞团和细胞外材料或生物膜,可保护微生物不受消毒剂作用。生物膜是紧紧贴在表面不易去除的微生物团块,其中的微生物可通过多种机制抵抗消毒剂,包括形成时间长的生物膜的物理特性、细菌的基因变化、微生物的产物营养酶以及生物膜的生理变化(如 pH 值)。存在于生物膜的细菌比存在于悬液中的同样细菌,对杀菌因子的抵抗力要强 1 000 倍[30]。据研究,某些酶和清洁剂能去除生物膜或减少生物膜中细菌的数量[30, 31],氯和单氯胺能有效灭活生物膜细菌[32, 33]。将类多糖细胞团染在聚氯乙烯管的内壁上进行模拟生物膜研究,发现细胞团可保护其内的微生物不受某些消毒剂的作用,并且是持续污染的储存池[34, 35]。生物膜已在浴缸、口腔科水管和多种医疗器械(如接触镜、起搏器、血透系统、导尿管、中心静脉导管、内镜等)上被发现[30, 36, 37],生物膜的存在对免疫抑制病人和植入医疗器械的病人有严重影响。

2) 清洗(cleaning):无机物(如无机盐)和有机物(如血液、体液)具有保护微生物的作用,对消毒灭菌效果有很大影响,特别是对近些年来发展起来的低温灭菌方法(如过氧化氢等离子体灭菌器)的影响更大。在存在无机盐和血清的条件下,所有低温灭菌技术都不可能可靠地完全灭活微生物负载[2]。研究显示,高浓度的结晶材料和低含量蛋白质对芽孢的保护作用比含高容量蛋白质的血清更强[2]。结晶材料引起的芽孢抵抗力不仅影响低温灭菌技术,对压力蒸汽和干热灭菌也有影响[2]。如污染物干枯在表面会使去污染变得更加困难,因此要求使用后立即进行清洗,尤其是外科器械,使用后应及时浸泡或冲洗以防止血液干枯并可软化血块。对狭窄腔管类医疗器械的清洗是一个难点,只有带动力的狭窄腔管冲洗机才能充分清洗,而且必须在使用 24 h 内进行,否则还是无效。目前,国内外的消毒规范或指南都已明确规定,高水平消毒或灭菌前必须进行医疗器械的预清洗[2, 38]。

多年前,我国还没有完善的医院污水处理和医疗废物处置系统,为了保护环境和工作人员不受致病微生物污染,比较强调对物品进行消毒-清洗-再消毒或灭菌的三步操作法。随着医院污水处理和医疗废物处置系统的建立和完善,除了被一些特殊病原体(如甲类传染病或按甲类管理的传染病病原体、炭疽杆菌芽孢、朊毒、医院感染耐药菌以及危害性和传染性较强的病原微生物和原因不明感染性疾病的病原体等)污染的物品外,应采取先清洗再消毒或灭菌的方法,但清洗时必须注意做好工作人员的个人防护。

清洗是用水和洗涤剂或酶,通过人工或机器清洗,去除物体或表面有机物、无机物和生物膜的处理。如无机器清洗设备或对一些易碎、精细、难以清洗的物品,可采用人工清洗的方法。人工清洗时,应使所有表面暴露于清洗液内,通过摩擦和射流(即压力水)进行去污染,这种方法容易造成环境污染和工作人员暴露。单纯的清洗机如超声清洗机,在临床上比较多见,一般采用无杀菌作用的清洗液,因此清洗液内可能存在细菌污染[39],并有导致外科器械内毒素污染而引起炎症反应的报道[40]。目前较先进的方法是采用自动化清洗-消毒机或清洗-灭菌机,在密闭的条件下做到清洗-消毒或灭菌一步完成,这样既可保证消毒效果又可保护工作人员。

(10) 一次性医疗器械的复用:20世纪70年代末,一次性使用医疗器械开始传入我国,其最大的优点是使用方便,并可消除病人之间发生交叉感染的隐患,因此在临床诊疗工作中使用越来越广泛,目前约占整个医疗器械产业产值的12%。然而,一次性使用医疗器械的复用作为一项节约成本的措施随即被提出,有20%~30%的美国医院至少复用一种一次性医疗器械。但一次性医疗器械的复用涉及法律、伦理、医疗和经济等问题,已被争论20多年[41]。虽然有调查显示,复用某些一次性使用医疗器械是安全的[42,43],但还需要进一步研究来确定风险,公众对一次性使用医疗器械复用可能带来的感染和损伤风险表示担忧。2000年8月,美国FDA发布了一次性使用医疗器械在医院或第三方复用的指南,规定了复用单位将被视为"生产商"并按同样要求管理[44]。但该指南不适用于永久植入的起搏器、血透器、打开但未使用过的一次性医疗器械或急性病治疗医院以外的其他医疗保健机构。

我国国务院2000年发布的《医疗器械监督管理条例》[45]第27条规定:"医疗机构对一次性使用的医疗器械不

得重复使用;使用过的,应当按照国家有关规定销毁。"近些年,有很多国家开始探讨和实施对一次性医疗器械的再利用。其中,德国复用导管的成功经验引起了广泛关注,包括哪些导管可重复利用、器械重复处理应具备的基本条件、清洗消毒需要注意的问题以及如何保证再处理质量等。我国也有专家提出了部分一次性医疗器械复用的课题,认为这符合国家倡导的建立节约型社会、实现循环经济的国策。但是,一些业内人士也提出,我国的医疗环境并不利于一次性医疗器械的再利用。只有在制定复用消毒标准、严格的消毒措施、科学的复用处理流程的基础上,在保证患者安全的前提下,才可能允许部分医疗器械合理重复回收和使用。

当然,是否可以重复使用一次性使用医疗器械已超出了单纯医疗行为的范畴,其安全性、可行性、经济学评价备受关注,一次性使用医疗器械的复用问题仍是一个待发展的领域。

(三) 国内外消毒标准和规范

由于实际情况的复杂性和不可预见性,不同领域的特殊性和专业性,以及20世纪80年代以来因消毒或灭菌问题而不断出现的交叉感染,发达国家从80年代中期开始就相继出台了一系列感染控制和消毒指南,包括环境污染和消毒、手卫生、消毒剂的安全使用、内镜消毒、口腔器械消毒、血透感染控制、结核感染控制、消毒灭菌方法等[10,46~54]。

我国在80年代中期以后,消毒事业才进入快速发展的通道。1984年,《消毒与灭菌》(《中国消毒学杂志》的前身)杂志创刊;1985年,第六次国际消毒学术会议在我国北京召开;1987年卫生部颁布《消毒管理办法(试行)》;1988年卫生部发布《消毒技术规范》(第一版);随即,中华预防医学会成立了消毒分会,上海市预防医学会组建了消毒专业委员会。1992年,卫生部依据《中华人民共和国传染病防治法》[55]修订并颁布了《消毒管理办法》[4],除提出传染病疫源地消毒和医疗机构、托幼机构等感染控制重点行业的消毒卫生要求外,还规定了对消毒产品实施卫生许可管理。随后,卫生部成立了传染病和消毒标准技术委员会;1997年,卫生部消毒标准技术委员会成为独立的标准技术委员会。1995年,我国第一次发布了消毒卫生标准,即《一次性使用卫生用品卫生标准》[56]、《一次性使用医疗用品卫生标准》[57]、《消毒与灭菌效果的评价方法与标准》[58]和《医院消毒卫生标准》[59]等4个国家标准;1996年,发布了《医疗卫生用品辐射灭菌消毒质量控制标准》[60];2003年又发布了《疫源地消毒卫生标准》[61]和《隐形眼镜护理液卫生要求》[62]等两个国家标准;2011年发布了过氧化物、二氧化氯、戊二醛、乙醇、季铵盐类、胍类以及含碘和含溴消毒剂等8个化学消毒剂国家卫生标准;卫生部现行《消毒技术规范(2002版)》已是第四版。目前待发布和正在制定的国家消毒卫生标准包括消毒器械和消毒对象以及消毒灭菌效果评价方法等。

上海的消毒工作起步较早,20世纪50年代初就开始实施传染病病家消毒;70年代已形成《上海市传染病病家消毒工作常规》、《上海市医疗机构消毒隔离工作常规》、《上海市托幼机构消毒隔离工作常规》等3个消毒工作规范;90年代初,依据卫生部《消毒管理办法》[4],增加了《上海市有关行业消毒隔离工作常规》,实施对消毒产品、消毒服务机构的管理;90年代开始,上海的消毒专业人员不仅参与和负责国家标准的制(修)定,还积极制(修)定地方标准,目前已发布《托幼机构环境、空气、物体表面卫生标准》[63]、《医院用婴幼儿(含新生儿)皮肤黏膜消毒剂安全使用技术规范》[64]、《医源性衣物清洗消毒及其工作场所卫生要求》[65]和《消毒剂生产企业环境卫生要求》[66]等4项上海市地方标准,待发布的地方标准还有数项。

消毒与医院感染有密切关系,卫生部近年来还发布了一些与消毒灭菌有关的感染控制规范,包括《内镜清洗消毒机消毒效果检验技术规范(试行)》[67]、《内镜清洗消毒技术操作规范》[68]、《医疗机构口腔诊疗器械消毒技术操作规范》[69]、《血液透析器复用操作规范》[70]和《血液净化标准操作规程》[71]等。

近年来,国家质量技术监督检验局组织专业人员将国际标准化组织医疗保健用品灭菌技术委员会(ISO/TC198技委会)的国际标准转化为国家标准,已发布的国家标准包括环氧乙烷灭菌、辐射灭菌、蒸汽灭菌、生物指示剂、化学指示剂、灭菌医疗器械包装、微生物学方法等。此外,其他行业如医药、化工、轻工等行业也制定并发布了一些有关消毒的国家标准和行业标准,如紫外线杀菌灯、食具消毒柜、二氧化氯消毒剂发生器、臭氧消毒柜等。

二 消毒方法与技术

消毒方法使用不当或不规范使用会带来一些安全问题,如引发医院内感染以及对人与环境的危害。

2008年,美国CDC颁布的《医疗卫生机构消毒和灭菌指南》[2],对1981年以来使用的消毒剂分类作了较大的变动。

第一,甲醛-醇溶液由于刺激性和毒性再加上使用不多,已经从灭菌剂和高水平消毒剂名单中删除。

第二,一些新的消毒剂如过氧乙酸、过氧化氢以及过氧化氢-过氧乙酸的复配制剂被纳入了灭菌剂名单。

第三,3%苯酚和碘伏因为不能证明有效杀灭细菌芽孢、结核杆菌和真菌,已经从高水平消毒剂中删除。

第四,异丙醇和乙醇因为不能灭活细菌芽孢以及异丙醇不能灭活亲水性病毒(如脊髓灰质炎病毒、柯萨奇病毒)也被排除在高水平消毒剂外。

第五,1:16稀释使用的2.0%戊二醛-7.05%苯酚-1.20%苯酚钠产品由于感染问题已被美国FDA注销以及从市场上撤出,也从高水平消毒剂名单中删除。

第六,高水平消毒剂的消毒时间从原来的30 min改变为12 min,或者遵循美国FDA批准的使用说明。

目前,常用的消毒方法与技术如下。

1. 含氯(溴)消毒剂

氯(chlorine)作为杀菌剂使用始于1846年,被应用于奥地利产科病房的消毒以降低产妇产褥热死亡率,至今已有160多年历史。由于氯能杀灭各种微生物、使用方便、价格低廉,可用于环境与物体表面、餐饮具与食品加工设备、饮用水、游泳池水、水疗槽、污水污物、污染血迹、排泄物与分泌物等消毒,至今仍是使用最广泛的化学消毒剂。含氯消毒剂的杀微生物作用主要依靠未解离的次氯酸(HOCl),当含氯消毒液的 pH 值为 5～7 时，HOCl 占优势，杀菌作用最强。

在美国，使用最多的含氯消毒剂是含有效氯为 5.25%～6.15% 的次氯酸钠消毒液，可用于医院，也可用于家庭。被军团菌污染的水系统，用氯胺和二氧化氯处理，可以减少军团菌感染的风险。在处理血液溢出方面，开发了一种由氯、氯释放剂和高吸收的丙烯酸树脂组成的颗粒剂，可以吸收自重 200～300 倍的血液和其他液体，并有一定的杀菌作用。但用于尿液时可产生氯雾[2]。

我国近 30 年来，含氯消毒剂的品种不再只有漂白粉和漂粉精，已有二氯异氰尿酸钠（优氯净）、三氯异氰尿酸、氯化磷酸三钠、二氯海因、氯胺等；剂型也不仅只有粉剂和不定量、不易溶解的片剂，而是有液体、颗粒剂以及可定量、易溶解的泡腾片等多种剂型，使用非常方便。

含氯消毒剂液体不稳定，可腐蚀金属和漂白织物，杀菌作用易受有机物和酸碱度影响。含氯消毒剂在挥发过程中产生的氯气会产生眼睛刺激，直接接触对皮肤有损害，操作时应做好个人防护。自 20 世纪 70 年代以来，由于发现氯可与水中某些碳氢化合物反应发生致癌物三氯甲烷，使人们对氯消毒饮水产生了怀疑和争论。Cantor 等[72]研究表明，饮用含氯消毒剂消毒的水与泌尿系统肿瘤有一定关系，尤其与膀胱癌关系较为密切。Hidesheim[73]用病例-对照方法研究结果表明，直肠癌与饮用氯消毒水无关，而结肠癌则与之有较为密切的关系。美国 EPA 在分析了环境和生态资料后已认为，目前已注册使用的次氯酸钠不会对环境产生不良副作用[74]，用氯消毒饮用水在美国仍占绝对优势。

溴（bromine）与氯同属卤族元素，其化学性状、杀微生物作用与氯基本相似；pH 值为 6~8 时，水中 HOBr 占优势。但溴在水中的溶解度比氯小得多，溴氯合剂可增加溶解度。国外对氯和溴协同杀菌能力的研究始于 20 世纪初，发现在氯溶液中加入少量的溴，能大大增强其杀菌力。在国外，溴主要用于水处理工程与游泳池水消毒。在国内，溴氯消毒剂始于 20 世纪 80 年代末 90 年代初，最初用于医药行业和水产养殖行业。第一代溴氯制剂为多元溴氯混合物；第二代溴氯制剂为卤化海因，即二溴二甲海因和二氯二甲海因的复合剂，其杀菌效果优于单一氯制剂，在释出溴、氯后剩余下的 5,5-二甲海因在较短时间内分解为氨和二氧化碳，不会因为残留而污染环境；第三代溴氯制剂为卤代三氮杂苯，是以三氮杂苯类物质替代海因基团，不但具有卤代海因的优点，其水解速度更快，杀菌更加迅速。

我国近年来，含溴消毒剂和溴氯消毒剂在公共卫生领域的开发很快，经卫生部批准的产品已有几十个，但由于有些产品在水中的溶解性差、速度慢，在应用方面还非常有限，有待进一步开发。

2. 过氧乙酸和过氧化氢

过氧乙酸（peracetic acid）和过氧化氢（hydrogen peroxide）都是灭菌剂和高水平消毒剂。过氧化氢是传统的外科伤口、口腔黏膜消毒剂；过氧乙酸于 20 世纪 70 年代在我国研制成功并取代酚消毒剂用于环境消毒。但由于过氧乙酸不稳定，腐蚀性和刺激性强，运输与储存不方便，环境消毒还是以氯为主。随着对环境保护意识的增强，由于这两种消毒剂分解后产生氧气和水，无残留毒性，对环境友好,受到发达国家的青睐,近年来不仅在传染病消毒方面应用广泛,在环境消毒和医疗器械消毒灭菌方面也取得了较大的发展,呈现逐年上升的趋势。而在我国,由于没有很好解决其腐蚀性和稳定性问题(有些添加剂需进口),目前的研发和使用并不广泛。

过氧乙酸可杀灭各种微生物,且在低温下仍有效,适用于环境、非金属物体表面、餐饮具、果蔬、听诊器、体温表、药杯药瓶、卫生洁具、洁净室、实验室、室内空气等预防性消毒和传染病消毒,医疗器械的高水平消毒和灭菌以及制药行业的消毒和灭菌。在发达国家使用比较多的还有过氧乙酸自动化消毒灭菌系统,可用于处理内镜、关节镜、外科和口腔科器械,在有机物存在和清洁条件下对分枝杆菌和芽孢的作用优于环氧乙烷,但费用比戊二醛高10倍。

同时,一些与使用过氧乙酸自动化消毒灭菌系统处理内镜有关的感染也引起了关注,最初考虑可能是灭菌后用于冲洗的过滤水受到污染,经调查证实是因为选用了不合适的腔管连接器[2],因此建议必须使用严格的专用内镜连接系统,以保证腔道内表面能和灭菌剂接触并进行质量控制,操作人员应经过严格训练并执行专业指南要求。目前已有进口产品获得卫生部许可在国内使用。

过氧化氢适用于环境、非金属物体表面、诊疗用品、洁净室、实验室、室内空气等预防性消毒和传染病消毒,外科伤口、口腔黏膜、隐形眼镜等消毒,医疗器械的高水平消毒和灭菌以及制药行业的消毒和灭菌。7.5%过氧化氢用于内镜消毒虽未收到医务人员对气味和毒性的抱怨,但可使插管外的金属涂层褪色[2]。经过氧化氢消毒的隐形眼镜、眼压计或内镜等在用于人体前,必须充分去残留,否则会引起角膜损伤或假膜性小肠炎和直肠炎[2]。过氧化氢还曾被尝试用于滴入导尿袋以消除导尿袋污染引起的膀胱细菌感染,但发现此种方法并未减少导管相关细菌感染的发生[75]。

过氧乙酸和过氧化氢在医疗器械高水平消毒和灭菌方面的应用,在发达国家逐年增高。经美国FDA批准的消毒剂有:①0.2%过氧乙酸,在50~56℃条件下作用12 min可以达到灭菌,但每次需更换消毒液。②7.5%过氧化氢消毒液,在20℃条件下作用30 min可达到高水平消毒,作用6 h可达到灭菌,最长可使用21天。③7.35%过氧化氢+0.23%过氧乙酸,在20℃条件下作用15 min可达到高水平消毒,作用180 min可达到灭菌,最长可使用14天。④1%过氧化氢+0.08%过氧乙酸,在20℃条件下作用25 min可达到高水平消毒,作用8 h可达到灭菌,最长可使用14天。但是,由于造成内镜的化学损坏,过氧乙酸和过氧化氢复配消毒液在内镜方面的使用未被某些内镜制造商认可。

我国目前经卫生部批准可用于医疗器械消毒或灭菌的过氧化物类产品主要是一些进口产品,例如:①0.2%过氧乙酸在常温浸泡,作用5~15 min可达到高水平消毒,作用10~30 min可达到灭菌。②专用于血透机消毒和血透器灭菌的过氧乙酸和过氧化氢复配消毒液,这已成为目前血透机消毒和血透器灭菌的最主要方法。

在制药行业的消毒方面,医院配药室和静脉制剂制备室在密闭条件下,采用过氧乙酸或过氧化氢熏蒸的方法,可对室内空气与物品进行消毒,也可对制剂的包装材料进行灭菌。具体方法[76~78]:①3.5%过氧乙酸,用量12.5 ml/m³,密闭熏蒸 120 min。②33%过氧化氢,用量 4.25 ml/m³,密闭熏蒸 150 min。虽然扩散较过氧乙酸慢,但气味小,对环境更安全。采用这两种方法都发现,聚氯乙烯(PVC)材料在消毒时会有渗出,以聚烯烃或聚烯烃聚酯材料为好。

过氧乙酸和过氧化氢都是强氧化剂,对金属、软木、橡胶等具有腐蚀性,对织物、纸张等纤维具有漂白作用,其腐蚀性和漂白作用随浓度增高而增强,但可通过添加剂和调节 pH 值而缓解。

过氧乙酸性质不稳定,单元包装的过氧乙酸消毒液常见浓度为 15%~20%,有效期只有 1~3 个月。目前市售的过氧乙酸消毒液多采用二元包装,成品有效期可以达到 2 年。国外有采用高浓度(如 40%)过氧乙酸,每月下降 1%~2%。纯的过氧化氢稳定性好,只要无杂质污染,储存条件良好,可以长期保存而很少分解,但受到高温、有微量杂质存在会导致剧烈分解。过氧乙酸和过氧化氢应放在塑料容器内密闭,置阴凉处保存,严禁放在太阳下暴晒,并避免受到污染和发生剧烈晃动。近年来,在医疗器械灭菌方面出现了过氧乙酸-过氧化氢复配消毒液和固体过氧乙酸消毒剂,进一步解决了过氧乙酸的稳定性和腐蚀性问题。

3. 二氧化氯消毒剂

二氧化氯(chlorine dioxide)是一种高水平消毒剂,低浓度即可快速杀灭细菌芽孢和结核分枝杆菌,杀菌作用强于同浓度的含氯消毒剂。然而,由于目前市售的二氧化氯消毒剂质量差异很大,有些产品杀菌成分中主要是二氧化氯。也有相当一部分产品虽然也叫二氧化氯消毒剂,但二氧化氯只占一小部分,而以有效氯为主。所以,不同产品使用浓度大相径庭,应按卫生部门批准的使用说明书进行操作。

我国自20世纪80年代引进国外二氧化氯产品并开始研究其生产工艺以来,目前不仅有了国产产品,而且生产工艺有了较大的提高,主要有二氧化氯发生器、二氧化氯消毒剂(包括液体、粉剂和片剂)两种类型的产品。

(1) 二氧化氯发生器:二氧化氯在室温下以气体形式存在,极不稳定,因此不利于大批量制备和运输,一般多在使用场所现用现制备。二氧化氯发生器制备二氧化氯的方法主要有电解法和化学法。电解法使用广泛的是隔膜电解法,以食盐为原料,在电场的作用下生成含有二氧化氯、次氯酸钠、过氧化氢(双氧水)、臭氧的混合溶液,二氧化氯的浓度一般仅为10%~30%,大多为氯气。化学法主要有以氯酸钠为原料和亚氯酸钠为原料两种制作方法。其中,氯酸钠法制得的二氧化氯存在纯度低的缺点,而亚氯酸钠法制得的二氧化氯一般在90%以上。由于市场上二氧化氯发生器的质量良莠不齐,国家环保总局行业标准规定:电解法二氧化氯协同消毒剂发生器,二氧化氯与有效氯质量浓度之比应大于或等于10%[79];化学法二氧化氯消毒剂发生器产生的消毒剂溶液中二氧化氯(以有效氯计)占总有效氯的质量百分比应不小于95%,且主要原料如亚氯酸钠的转化率不低于80%;化学法二氧化氯复合消毒剂发生器产生的消毒剂溶液中二氧化氯(以有效氯计)占总有效氯的质量百分比应不小于55%,且主要原料如氯酸钠、亚氯酸钠的转化率不低于60%[80]。

目前二氧化氯发生器主要用于饮用水消毒和污水处理等,二氧化氯在水中对有机物的氧化降解不会像用氯消毒剂那样产生氯化产物,与氯消毒相比可大大降低三氯甲烷的生成[81],还能氧化水中的铁、锰、镁离子以及硫化物。二氧化氯不和水中的酚类反应,不会产生不愉快气味[82]。二氧化氯是一种有前途的可替代氯的水消毒剂。二氧化氯用于污水处理,除了消毒作用外,还可用来破坏产生臭味的化合物,控制水中藻类生长,清除混浊,提高絮凝作用以及去除颜色等。

最近有报道认为,二氧化氯-氯联合消毒工艺是近年来消毒工艺研究的新方向,不仅能够有效地去除水样中的细菌,而且能够减少消毒副产物的生成,还有比较强的持续消毒能力。联合消毒工艺受投加比例的影响较大,当二氧化氯浓度过高,衰减也相应增加,所产生的二氧化氯量也随之增加;而当液氯的浓度过高时,对应所产生的消毒副产物也随之增加。因此,投加比例应控制二氧化氯与液氯比例为1∶3～1∶6[83]。

(2) 二氧化氯消毒剂:二氧化氯消毒剂开发早期主要是2‰二氧化氯消毒液,近年来已可制成二元包装的粉剂和片剂,使用方便。但由于需要临用前活化,在很多方面的应用仍然受限。目前已有少数单元包装的液体和固体产品问世,使用更加便捷,无疑是具有发展前景的产品。

二氧化氯消毒液,是将二氧化氯气体溶解于含有碳酸钠、过碳酸钠、硼酸钠、过硼酸钠等稳定剂中,此时并不具有杀菌能力(常作为储存形式),只有通过活化(酸化)反应使溶液中的二氧化氯重新释放出来才具有强烈杀菌能力。经活化后的2‰二氧化氯水溶液呈酸性,存放一天含量即可下降80%,因此应现配现用。

国内二氧化氯消毒液的生产方法多为化学法,有以氯酸钠为原料和以亚氯酸钠为原料两种生产方式,前者成本低,但二氧化氯浓度也低。为提高二氧化氯活化速度和活化率,国内对活化剂做了大量研究,活化剂分为能在短时间全部释放出来的即效活化剂如盐酸、磷酸等强酸,以及缓慢释放的缓效活化剂,主要有柠檬酸等弱酸。实验显示,使用柠檬酸作为活化剂,一般仅能活化60%二氧化氯,由于活性二氧化氯释放不完全,溶液中仍有较多有毒的亚氯酸盐;而用盐酸,可使二氧化氯的活化率提高到95%以上。为改进液体活化剂的使用不便,国内也有了固体活化剂,如草酸加三氯化铝固体活化剂的活化作用与使用盐酸的效果相同[84]。

固体二氧化氯产品(包括粉剂、片剂)大多以亚氯酸钠为主要原料,现有用亚氯酸钠与酸性活化剂配制二氧化氯二元包装产品,也有用亚氯酸钠溶液吸附到膨润土钠盐或将二氧化氯气体吸附到硅酸钙、二氧化硅、滑石粉、过碳酸钠干粉等载体上形成吸附型二氧化氯制剂,还有用非吸附型二氧化氯固体消毒剂的生产工艺。

二氧化氯消毒剂主要用于食品加工设备、食品加工厂的环境表面和餐饮具的消毒,还可作食品添加剂,用于果蔬保鲜、鱼类加工业。在医疗卫生领域,可用于医院、实验室和制药环境物体表面的消毒,也可用于耐腐蚀医疗器械(如体温表、扩阴器、氧气湿化瓶、试管、玻片、呼吸机、麻醉机、婴儿保育箱等)的表面消毒。

二氧化氯是一种新型的消毒剂,消毒过程中无致癌物质产生,具有广泛的应用前景。如何提高液态二氧化氯的稳定性和固态二氧化氯的活化率,减少对金属的腐蚀性和对物品的损坏(如内镜插管),还需进一步研究和改进。此外,用二氧化氯气体进行污染环境空气和物体表面消毒也在研究中。

4. 醛类消毒剂

(1) 戊二醛(glutaraldehyde):戊二醛作为化学消毒剂于1962年被发现具有良好的杀芽孢作用,曾被誉为是继甲醛和环氧乙烷之后第三代化学灭菌剂,被广泛应用于医疗器械与精密仪器的消毒和灭菌。

1) 美国戊二醛消毒剂的种类:美国FDA批准用于医疗器械高水平消毒或灭菌的戊二醛消毒剂主要有如下几种类型:①2.4%～2.6%戊二醛,20～25℃作用10 h灭菌,作用45～90 min高水平消毒,可连续使用14～30天;②2.4%～2.6%戊二醛,35℃作用7 h 40 min灭菌,作用5 min高水平消毒,可连续使用28天;③3.0%～3.4%戊二醛,20～25℃作用10 h灭菌,作用25～45 min高水平消毒,可连续使用28天;④1.12%戊二醛+1.93%酚,25℃作用12 h灭菌,作用20 min高水平消毒,可连续使用14天。

2) 我国戊二醛消毒剂的种类:我国于1977年开始生产戊二醛,在医院消毒和灭菌方面的广泛应用始于20世纪90年代。卫生部批准的戊二醛消毒液主要有以下几种类型:①2.0%～2.5%戊二醛+非离子或阳离子表面活性剂,又可分为临用前加活化剂、临用前无需加活化剂(pH 6.0～6.5)、配合内镜清洗消毒机使用等数种;②1.2%戊二醛+季铵盐,室温下使用,消毒需3 h,灭菌需10 h,可连续使用14天;③0.2%戊二醛溶液,与内镜清洗消毒机配合使用,

45℃下作用 5 min 可杀灭细菌芽孢达高水平消毒,消毒之后将消毒剂溶液排出机器,此消毒液为一次性使用。此外,卫生部还批准戊二醛熏蒸消毒柜,该器械由加热器、雾化器、过滤器、控制板和不锈钢柜体组成,配以 2% 戊二醛消毒剂,适用于医疗卫生、制药等行业金属、橡胶、玻璃、纸张、布类等对湿、热敏感的医疗器械的高水平消毒和灭菌,不适用于食品、液体、油脂类、滑石粉和动物饲料的消毒。但目前发现,戊二醛熏蒸消毒柜在实际使用中,消毒效果和安全性方面还存在问题。

3) 戊二醛的消毒对象:卫生部于 2007 年印发的《戊二醛消毒剂卫生质量技术规范》[85]中明确规定,戊二醛主要用于医疗器械(包括纤维内镜)的浸泡消毒与灭菌,不得用于注射针头、手术缝合线及棉线类物品的消毒或灭菌,不得用于室内物体表面的擦拭或喷雾消毒、室内空气消毒、手和皮肤黏膜消毒。美国也有相应指南,认为戊二醛不应被用于非关键表面的消毒[2]。

4) 国外对戊二醛消毒剂的研究报道:一是某些微生物对戊二醛的耐受性。包括某些分枝杆菌(如龟分枝枝菌、鸟结核分枝杆菌、蟾蜍分枝杆菌)[86~89]、嗜中温甲基杆菌[90]、毛孢子菌族、子囊孢子(如灰白小囊菌、软腐菌)以及隐孢子虫[91]。龟分枝杆菌还可以长期存在于储存猪假心脏瓣膜的 0.2% 戊二醛溶液中[92]。研究发现,鸟结核分枝杆菌、胞内分枝杆菌、戈登分枝杆菌对 2% 碱性戊二醛有更强的抵抗力,完全灭活要 60 min,而致病性结核分枝杆菌(包括多重耐药的结核菌)被完全灭活是 20~25 min[93]。由于不能在标准温度下于 10 min 内达到高水平消毒,美国 FDA 批准的化学灭菌剂是2.5%戊二醛,35℃作用5 min可以达到高水平消毒,但只能用于能加热的内镜自动消毒机。目前国内这方面的系统研究和报道甚少。

二是关于戊二醛自动消毒机引起的感染。由于戊二醛内镜自动消毒机设计或使用不当所造成的污染而引发铜绿假单胞菌和分枝杆菌感染暴发,在20世纪八九十年代报道甚多[86,87,89,94]。20世纪90年代末至21世纪初,美国和欧洲相继出台了一系列关于内镜消毒操作指南和内镜自动消毒机设计和使用要求[48~50],对内镜清洗消毒机提出如下要求:①机器循环系统应具预清洁、冲洗、中和、灌注、干燥等功能;②应使用有效的清洁剂与消毒剂,保证更换频率与有效作用时间;③应有水超滤系统,能准确控制水量,具有防止水再污染措施;④控制系统应有参数(化学含量、消毒效果、泄漏)控制功能,一旦参数不符合规定范围便会自动停机;⑤应能保护操作人员不受消毒剂、感染性物质、噪声等损害;⑥为防止血液与体液交叉污染,机器的设计应能使感染与污染危险减至最小。我国卫生部也于2004年出台《内镜清洗消毒技术操作规范》[68],但国内目前尚无内镜自动清洗消毒机的要求或规定,也鲜见内镜检查引起感染的研究报道,只有内镜微生物污染的报道。

三是关于戊二醛的毒性。毒性之一是戊二醛消毒后未充分去残留而引起的结肠直肠炎和角膜内皮细胞病变[95,96]。研究发现,人工消毒后残留戊二醛<0.2~159.5 mg/L,自动消毒机处理后残留戊二醛0.2~6.3 mg/L[97]。Brian与Dolce[98]报道了18例结肠镜检查引起的化学性炎症,其原因为结肠镜经戊二醛消毒后未用水充分冲洗以及含有戊二

醛的吸引瓶中的水反流。戊二醛对黏膜的刺激作用已引起注意,并正探讨戊二醛残留水平与人体皮肤黏膜毒性反应的关系,但目前尚未出台有关戊二醛残留量的限定标准。我国卫生部规定,接触皮肤或黏膜的消毒剂中戊二醛含量限值为 0.10%[99]。毒性之二是工作人员急、慢性暴露,可导致皮肤刺激或皮炎、黏膜(眼、鼻、嘴)刺激或肺部症状[100],鼻出血、过敏性接触性皮炎、哮喘、鼻炎也有报道[2]。Ellett 报道[101],接触戊二醛 5 年以上的医务人员,60%有皮肤、鼻黏膜或眼结膜刺激或过敏症状,而接触前有症状的仅 37%。我国在戊二醛消毒剂职业暴露方面的报道甚少,于志臻、沈伟等[102]对 15 所医疗机构戊二醛消毒剂使用情况调查显示,使用场所通风良好率 71.42%~90.91%,几乎所有科室不经处理直接将使用后的戊二醛消毒液倒入下水道;在配制与使用戊二醛消毒剂时个人防护不到位,均未设洗眼设施,现用防护用品材料不能有效防护戊二醛蒸气渗透;在 129 名接触戊二醛的医务人员中,出现皮炎、眼或鼻刺激和呼吸道刺激症状的分别为 20.93%、48.84%和 35.66%。澳大利亚感染控制咨询委员会于 1998 年提出安全使用戊二醛消毒剂规划[103],并列入感染控制网络计划进行部署,该规划提出:①2001 年 12 月前,除 TOE、Foetal 监测探测仪和不能耐受浸泡与压力蒸汽的内镜外,在可行的地方逐步淘汰无自控与密闭系统的戊二醛作高水平消毒使用;②2001 年 12 月前,戊二醛消毒剂的使用应符合标准;③2002 年 2 月前,所有医院与卫生服务机构应建立戊二醛消毒剂使用操作规程与评估;④所有接触戊二醛与其他化学消毒剂的工作人员应培训;⑤2002 年 7 月前,所有用化学消毒剂作医疗器械复用的单位,应设立医院-病人-医疗器械溯源系统;⑥将戊二醛消毒剂的使用减至最少。美国、澳大利亚等发达国家或地区都对戊二醛消毒剂的安全使用制定有严格的要求[103, 104],包括戊二醛工作区域工程控制(布局、通风)和戊二醛安全使用操作规范(培训、个人防护、减少溶液蒸发、防止溶液外溢、安全储存和丢弃)。

建议尽快建立空气中戊二醛浓度的检测方法,并制定戊二醛消毒剂职业暴露标准与安全使用规范,以减少医务人员职业暴露的危险。

(2) 邻苯二甲醛(ortho-phthalaldehyde, OPA):邻苯二甲醛于20世纪90年代开始用于医疗器械的高水平消毒。邻苯二甲醛与戊二醛相比,具有不需要活化、使用浓度低、化学性能稳定、与金属有很好的相容性、气味小可接受、对眼睛和鼻黏膜的刺激性小、空气中邻苯二甲醛浓度无限值无需监测、对耐戊二醛的分枝杆菌具有良好的杀灭效果等优点。但是,邻苯二甲醛对细菌芽孢的杀灭效果较差,可使蛋白质与皮肤着色,操作时需做好个人防护,对残留在医疗器械表面的消毒液不易去除,可引起膀胱癌患者过敏反应。

1994年邻苯二甲醛在加拿大首次用于内镜消毒;1999年Cidex®邻苯二甲醛(0.55%)通过美国FDA认证,20℃作用12 min达高水平消毒,可连续使用14天,主要用于内镜、口腔窥器、牙科设备、呼吸治疗用管道、复苏器等消毒。由于试验方法和注册要求的差异,邻苯二甲醛在不同地区的消毒作用时间有所不同,如欧洲、亚洲和拉丁美洲是5 min,加拿大和澳洲是10 min,美国是12 min。

我国卫生部批准的OPA消毒剂有:①进口邻苯二甲醛

消毒液,邻苯二甲醛含量 0.55%,与内镜自动清洗消毒机配套使用,25℃冲洗浸泡≥5 min 可达到消毒。不耐热医疗器械,20℃浸泡≥5 min 可杀灭分枝杆菌,20℃浸泡≥14 h 可杀灭芽孢达到高水平消毒。②国产邻苯二甲醛消毒液,邻苯二甲醛含量为 0.55%,医疗器械消毒,作用 1 h 可杀灭细菌芽孢达到高水平消毒,可连续使用 5 天。

邻苯二甲醛消毒剂在使用中应注意以下问题：①使用经邻苯二甲醛消毒的膀胱镜检查后,大约 100 万例检查者中有 24 例发生过敏样反应,因而建议膀胱癌患者不应使用经邻苯二甲醛消毒的任何泌尿医疗器械[105]。②残留消毒剂会引起化学灼伤、刺激以及口、喉、食管、胃染色与过敏,消毒后应用水彻底冲洗。对内镜消毒,至少用 250 ml 水冲洗每一管道,可将邻苯二甲醛残留降至安全水平(<1 mg/L,即 1 ppm)[106]。③使用后的邻苯二甲醛消毒液,可用甘氨酸(5.5 g/L)中和后丢弃。

(3) 甲醛(formaldehyde)：甲醛作为消毒剂的应用始于 1892 年,20 世纪 20 年代之后得到广泛应用。近年由于甲醛的毒性,其应用受到极大限制。目前在生物安全方面,甲醛蒸气仍被 WHO 推荐为病原微生物实验室局部环境的消毒。

甲醛的液体和气体都可作为消毒剂和灭菌剂。甲醛易溶于水和醇,室温下在水中的溶解度为 37%~40%,即为常用的福尔马林溶液。

甲醛对人的皮肤黏膜有强烈的刺激性(如皮炎和瘙痒),皮肤接触过久可角化变黑,也可致湿疹样皮炎,少数人可发生过敏反应。口服甲醛可发生全身中毒、中枢神经系统的损害,并可导致肺水肿。慢性长期暴露于甲醛,可引起哮喘样呼吸道疾患,与鼻癌和肺癌有密切关系。美国职业安全与卫生组织(OSHA)于20世纪90年代初将甲醛列入潜在致癌物进行管理[107];美国感染控制与流行病学专业委员会(APIC)因甲醛的毒性问题,在1996年将它从灭菌剂和高水平消毒剂名单中删除[47]。

目前甲醛主要应用于病理标本、移植器官的防腐,复用血透器的消毒或灭菌(已逐年减少),病原微生物实验室局部空气与物体表面熏蒸消毒。在欧洲,甲醛低温蒸汽灭菌柜(利用60~80℃低温蒸汽和甲醛混合气体)被用于不耐热物品的消毒以及医疗机构中对热敏感医疗器械的灭菌,作用时间比环氧乙烷快,花费也相对较低,但穿透性较弱。我国已有国产甲醛低温蒸汽灭菌柜产品,但产品和应用都很少。

5. 含碘消毒剂

常用的含碘消毒剂有碘伏和碘酊。

(1) 碘伏(iodophors):碘伏是碘和增溶剂或载体的结合,形成了一个持续向水溶液释放少量游离碘的碘池。可用作碘伏的载体主要有3种:一种是用非离子表面活性剂作载体,其中最著名的聚维酮碘(PVP-I),即聚乙烯吡啶酮与碘的复合物,该类碘伏性质稳定,刺激性小,应用最多;第二种是用阴离子表面活性剂作载体,其去污力强,但稳定性差,常需配以非离子表面活性剂;第三种是用阳离子表面活性剂作载体,其稳定性好,并具有协同杀菌作用,如目前在国内使用较多的氯己定-碘和季铵盐-碘。碘伏保留了碘的杀菌作用,但不沾染物品、毒性和刺激性较碘酊小,20世纪50年代开始用于临床消毒,我国从20世纪80年代后已广泛用于皮肤黏膜消毒和外科手消毒。

碘伏属于中水平消毒剂,可以杀灭细菌芽孢以外的各种微生物,特别是能快速杀灭亲水病毒(如肠道病毒、甲型肝炎病毒、科萨奇病毒等),这在手消毒剂中是极少有的,因此是手足口病预防控制中首选的手和皮肤消毒剂。碘伏的杀菌作用取决于溶液中游离碘的浓度,曾报道 PVP-I 和泊洛沙姆碘伏发生原液微生物污染[108,109],可能与原液中游离碘浓度比稀释液中低有关[108]。

碘伏主要用于手、皮肤黏膜、伤口和创面消毒,也可用于玻璃器皿、医疗设备(如水疗槽)的表面消毒。碘伏对硅树脂导管有副作用,不应用于硅树脂导管的消毒[110]。在国外,用于皮肤黏膜消毒与用于表面消毒的碘伏配方是不一样的,前者游离碘含量较低,不适用于表面消毒。而我国,往往一个产品既可用于表面消毒,又可用于皮肤黏膜消毒。不同原料和配方的碘伏,杀菌效果可以相差很大,因此必须严格按产品说明书进行操作和使用。水溶复合碘伏经一种特殊工艺处理,可达到更低刺激性并保持良好杀菌效果,经卫生部审核批准后被应用于婴幼儿消毒的特殊领域。

(2) 碘酊(iodine tincture):碘酊是碘和乙醇的复配制剂,常用碘酊的有效碘含量为 2%。碘酊是一种古老的消毒剂,1830 年就载入美国药典[111]。2%碘酊是一种速效的中水平消毒剂,主要用于注射前和手术前皮肤消毒,然而近年来大部分应用已被碘伏所取代。

6. 醇类消毒剂

国外主要使用异丙醇(isopropyl alcohol),而我国主要使用乙醇(ethyl alcohol),俗称酒精。60%~90%的醇具有杀菌作用,消毒用乙醇中乙醇含量为75%。醇也是良好的有机溶剂,对甲醛、戊二醛、碘、胍、季铵盐等消毒剂有增效和协同杀菌作用。

乙醇属于中水平消毒剂,可以快速杀灭除细菌芽孢以外的各种微生物,包括分枝杆菌和病毒。但单方乙醇对某些亲水病毒(如甲型肝炎病毒、脊髓灰质炎病毒、肠道病毒等)的灭活效果并不可靠,因此用于这些病毒的手消毒首选碘伏。乙醇正广泛用于卫生手消毒和注射前皮肤消毒,由于长期使用乙醇洗手可致皮肤失去脂类物质,使皮肤变得干燥、粗糙和裂口,因此在手消毒剂的配方中应加入甘油等皮肤调理剂。乙醇也可在紧急时用于小面积诊疗用品和设备表面的快速消毒,如听诊器、超声仪等。但使用醇消毒重症监护室中的传感器磁头已报道发生数起血液感染暴发[112]。此外,长期和重复使用醇消毒,可损坏光学仪器和压力计的黏合剂,使橡胶和塑料膨胀或硬化,表面变得粗糙不平。已有研究显示,当使用长期用乙醇棉球消毒的眼压计测试眼压时,可引起角膜损伤[113]。

7. 季铵盐类消毒剂

季铵盐(quaternary ammonium)类消毒剂是一种阳离子表面活性剂,属低水平消毒剂,只能杀灭一般细菌繁殖体(包括医院感染中常见的MRSA和VRE)、真菌、亲脂病毒。但由于季铵盐具有毒性低、安全、无臭、无刺激、对金属无腐蚀等特点,20世纪30年代后期开始逐渐用于临床皮肤黏膜、外科洗手与医疗器械等消毒,我国在20世纪七八十年代时使用广泛。后来逐渐发现季铵盐虽有很强的抑菌作用,但对亲水病毒、分枝杆菌、芽孢等的杀灭作用很弱,对革兰阴性杆菌的杀灭效果不如对革兰阳性菌；在实际使用过程中受硬水、肥皂、阴离子、有机物影响明显，遇棉花与纱布常因吸收其活性成分而使杀菌作用下降；多次发生因使用中消毒液受革兰阴性菌（如铜绿假单胞菌）污染而造成的医院感染暴发[114,115]。20世纪90年代开始，季铵盐类消毒剂逐渐退出医疗器械消毒，被戊二醛所取代。美国CDC还建议，季铵盐类消毒剂不宜用于皮肤与黏膜的消毒[47]。

早期的季铵盐类消毒剂是一种单链的季铵盐（如苯扎氯铵、苯扎溴铵），即铵离子 NH_4^+ 的4个H被4个烃基取代，其中3个为甲基，另一个为含8~18个烷基的碳氢链。在后来的研究中发现，双长链（即含有两条碳氢链）季铵盐对革兰阴性菌的杀菌作用明显增强，受硬水、阴离子、有机物的影响也明显减弱；还发现季铵盐与许多消毒因子（如紫外线、热、醇、戊二醛等）有协同杀菌作用，从而开辟了季铵盐新的应用前景。目前季铵盐类消毒剂已发展至第四代，即由多种单长链和双长链季铵盐复合的消毒剂，一些季铵盐-醇的复配制剂可以杀灭分枝杆菌和亲水病毒，季铵盐与微波和热的协同作用还可以杀灭细菌芽孢。

季铵盐类消毒剂对物品具有良好的相容性和清洁作用，对环境友好，目前在美国被广泛用于畜牧养殖、公共场所、托幼机构和食品加工设备以及医院非关键物体表面的清洁消毒，部分季铵盐类消毒剂产品也被EPA批准用于医院感染中常见的MRSA和VRE的消毒以及接触完整皮肤的诊疗用品（如血压计）的消毒[18]，近年来还被用于卫生手消毒[47]。在用于食品接触表面消毒时，以下季铵盐消毒剂在消毒后应充分沥干即可安全接触食品：①平均相对分子质量为 351~380（$C_{12\sim18}$）的浓度≤200 mg/L 的正烷基苄基二甲基氯化铵水溶液（可加入乙醇）；②含有等量正烷基苄基二甲基氯化铵（$C_{12\sim18}$）和平均相对分子质量为 377~384（$C_{12\sim18}$）的浓度≤200 mg/L 的正烷基二甲基乙基苄基氯化铵水溶液；③平均相对分子质量为 332~361（$C_{8\sim10}$）的正烷基二甲基氯化铵水溶液[116]。在我国，季铵盐类消毒剂主要用于畜牧养殖、公共场所和食品加工设备的表面清洁消毒以及手和皮肤黏膜消毒，在托幼机构和医院非关键物体表面的清洁消毒方面尚不多见。国内外对细菌耐季铵盐消毒剂的报道较多[26]，研究显示大肠杆菌和铜绿假单胞菌对季铵盐类消毒剂至少与一种抗生素有交叉耐药性[117]。

此外，季铵盐还可制成长效的消毒或抗菌产品：①长效消毒胶膜，以季铵盐和羧基共聚体混合液喷雾可形成胶膜，用于环境消毒可保持较久的作用；②长效抗菌涂料，含季铵盐、二氧化钛、碳酸钙、黏土、乙二醇、二异丁基-顺戊二丁烯二酐共聚乳液与去泡沫剂；③长效抗菌织物，用含有机硅、有机氮及季铵盐的整理剂稀释后固定于纺织品上制成长效抗菌织物。

8. 胍类消毒剂

在胍类消毒剂中，最常用的是氯己定（洗必泰，chlorhexidine），于 1959 年收入英国药典，1977 年载入我国药典[111]。氯己定是一种低水平消毒剂，具有很强的抑菌作用和一定的持效作用，使用安全，适用于皮肤黏膜（如口腔、阴道等）消毒，特别是术前皮肤消毒和外科手消毒。氯己定-醇复配制剂既保留了醇的快速杀菌性能，又具有氯己定的持效作用，是一种比较理想的卫生手消毒剂。氯己定-碘复配制剂目前广泛用于注射前皮肤消毒,也用于伤口和创面的消毒。但氯己定对成纤维细胞有一定毒性,烧伤病人在培养皮肤移植过程中应谨慎使用[111]。

近年来,国内外相继报道并开始应用聚六亚甲基胍(guanidine)消毒剂,这是一种多用途高分子聚合物,除了用于皮肤黏膜消毒外,也适用于物体表面消毒,并可制成抗菌产品如抗菌涂料、塑料、陶瓷等[109]。

9. 酚类消毒剂

酚(phenol)类消毒剂已有 100 多年历史,用于环境消毒的有苯酚和复方酚消毒剂(来苏儿),用于手和皮肤消毒的有六氯酚(可制成消毒药皂)。上海在 20 世纪 70 年代以前,酚类消毒剂被广泛用于医疗机构和卫生防疫消毒。但是,由于酚类消毒剂不宜降解,对环境有污染,70 年代后期以后已被过氧乙酸所取代。酚类消毒剂还可进入水中与氯形成氯酚,具有令人不快的臭味。另据报道[118, 119],当酚消毒剂用于托儿所物体表面消毒时,酚暴露婴儿的血胆红素水平升高。因此建议,当婴儿在时不应用酚消毒摇篮和暖箱,酚消毒后应用水充分冲洗和干燥。

酚类消毒剂属于中水平消毒剂,但对亲水病毒(如科萨奇病毒、埃克病毒、脊髓灰质炎病毒等)的灭活效果不确定[120]。在最近 30 年中,国外研究了大量苯酚衍生物,即用烷基、苯基、苄基、卤素取代芳香环上的一个氢原子,使杀微生物性能有很多改善。在美国,酚类消毒剂由 EPA 注册,主要用于环境物体表面消毒和非关键医疗器械的消毒以及半关键和关键医疗器械的预清洁或去污染[2]。目前在我国,虽然酚消毒剂并非主流,但经卫生部门批准的酚消毒剂仍有70多种，占所有消毒剂的3.8%，主要用于家庭中物体表面、织物、皮肤等消毒。

10. 生物消毒剂

生物消毒剂(biological disinfectants)是利用从动、植物组织中提取的天然抑菌成分、多肽、生物酶类及基因工程方法生产的生物酶类、多肽和化学方法合成的多肽等配制成的消除或杀灭致病微生物的消毒剂。

(1) 生物消毒剂的特点[121]：①高效性，催化活性生物酶只需非常低的杀菌浓度；②特异性，各种生物酶及部分抗菌多肽只选择性杀灭一种（类）病原菌，而对有益菌无作用，常常通过多种生物酶的复配技术增加其杀菌谱；③易溶于水，使其制剂更易，使用更安全，且对皮肤黏膜无刺激；④消毒后无残留危害，符合绿色环保。随着越来越多耐药性细菌的出现，普通化学消毒剂已收效甚微，人类急需一种安全和有效的生物消毒剂来解决细菌耐药性及传播的难题。

(2) 生物消毒剂的研究

1) 植物源消毒剂：高等植物中有效抗菌成分主要为香精油（为酯、醛、酮和萜烯的化合物）、萜类、生物碱类、黄酮类、甾体类、有机酸、蛋白质等。因此，开发利用植物资源用于生物消毒剂的前景十分广阔，目前国内外已有从植物中提取的香精油、有机酸等消毒剂产品问世。

2) 抗菌肽：抗菌肽是生物体经诱导产生的一种具有生物活性的小分子多肽，一般由20~60个氨基酸组成，相对分子质量为2 000~7 000。到目前为止，从生物体中分离获得的抗菌肽已近1 000种，大部分具有耐强碱、热稳定性强及广谱抗菌等特点。国内外研究成果[122,123]表明,抗菌肽对部分细菌、真菌、原虫、病毒及癌细胞等均具有强大的杀伤作用。目前抗菌肽已开始应用于抗感染药、食品和化妆品防腐剂、畜牧业饲料添加剂,在抗菌肽消毒产品方面包括口腔消毒喷雾剂、消毒纱布、足部消毒剂、卫生湿巾、空气消毒过滤网等产品已进入市场。

3) 噬菌体:噬菌体可感染细菌、真菌等微生物,所产生的裂解酶制成生物消毒剂可以特异性杀死特定的病原菌,可应用于临床抗菌、禽畜和水产养殖、食品加工等行业。

4) 生物酶:生物酶具有高效、专一、活性可控、反应条件温和等特点。生物酶广泛存在于高等动物组织及其分泌物、原生动物、昆虫、植物(木瓜、无花果汁)和各种微生物中。消毒领域研究和应用比较活跃的生物酶有溶菌酶和溶葡萄球菌酶(溶解细菌细胞壁)、几丁质酶(裂解细菌细胞壁)、过氧化物酶(去除生物膜)、核酶(抗病毒)等,可应用于皮肤黏膜消毒、创面消毒、畜牧业消毒、食品消毒和防腐以及环境保护等领域。特别是溶葡萄球菌酶产品,由于其无毒性、无刺激性及使细菌不易产生耐药性的独特杀菌机制而广泛应用于外科、烧伤创伤科、妇产科、口腔科、皮肤科和耳鼻喉科等的冲洗、消毒和治疗,在预防控制 MRSA 感染中起着无可替代的作用。其在临床使用的复合溶葡萄球菌酶消毒剂可配制成水剂、喷雾剂、膏剂、漱口剂、滴耳剂、洗消剂等。

11. 其他消毒方法

(1) 酸性氧化电位水(electrolyzed-oxidizing):酸性氧化电位水在日本叫 electrolysis oxidized water(EOW),在美

国又叫 superoxidized water,是一种高氧化还原电位(ORP)、低 pH 值、含低浓度有效氯的水,具有强氧化能力和快速杀微生物作用,可以达到高水平消毒。

酸性氧化电位水最早出现在日本,对手的清洗消毒和内镜的消毒分别于 1997 年和 1998 年通过日本厚生省的认可[111]。2002 年 10 月美国 FDA 批准超氧水为高水平消毒剂[2]。21 世纪初开始引入我国,前几年酸性氧化电位水产品曾一度蜂拥而上,但目前真正投入使用的产品屈指可数,这几年有所降温。各种酸性氧化电位水产品的技术参数有所不同,我国使用的酸性氧化电位水大多 ORP≥1 100 mV、pH 2~3、有效氯含量 40~70 mg/L,主要用于物体表面消毒和内镜消毒。

酸性氧化电位水的杀微生物作用受有机物影响明显,需进行冲洗消毒;在室温下不稳定,应现用现制备;消毒效果受水流、水压、水质等影响,使用时应密切监测 ORP、pH 值、有效氯等技术参数。有报道认为,酸性氧化电位水在洗手、皮肤消毒、内镜消毒、透析器消毒等方面的应用还需进一步研究确定[2, 124, 125]。

(2) 紫外线(ultraviolet irradiation):紫外线消毒有近 200 年历史,我国目前已广泛应用于医疗卫生机构、要求微生物控制的科研机构和生产企业。常用的紫外线杀菌灯是输出功率小、含汞量低、发射波长主要为 253.7 nm 的低压汞灯,可分为直管型、H 型、低臭氧、高臭氧紫外线灯。直管型紫外线灯最常见,主要用于手术室、隔离室、微生物实验室和生物安全柜的空气和物体表面消毒;H 型紫外线灯是高强度紫外线灯,适合近距离照射,可用于物体表面、饮用水、血制品等消毒;低臭氧紫外线灯可制成循环风紫外线空气消毒器,在有人存在的情况下使用;高臭氧紫外线灯,由于有臭氧的协同作用,可弥补不能照射到紫外线的死角,可制成紫外线-臭氧消毒柜,用于物品(如理发工具、餐饮具等)消毒。此外,紫外线还可用于肽植入物[126]和角膜接触镜[127]的消毒。

紫外线是一种高水平消毒方法,但其杀菌作用明显受有机物、波长、悬液种类、温度、相对湿度和辐照强度等影响。在美国5所大学医学中心,就手术室紫外线消毒对术后感染的作用,进行了历时2年的双盲法随机研究,共调查病例14 854例。结果显示,对手术精良的清洁伤口的感染率有2.9%~3.8%的显著下降,但对总的伤口感染率无作用[128]。在发达国家,认为紫外线在医院环境(如手术室、隔离室和生物安全柜)的实际使用中对破坏空气中和物体表面上微生物的效果是有限的[2],仅可作为辅助消毒方法,而不能替代高效过滤与负压[10],并认为紫外线的应用可引起病人和工作人员皮肤红斑和角膜结膜炎[129]。

在2003年SARS以后,很多托幼机构都安装了紫外线杀菌灯,但随之而来也发生了数起因紫外线使用不当而引起的儿童皮肤和角膜结膜炎事件。建议在教室不应安装固定式紫外线杀菌灯,而应配备由专人管理的移动式紫外线杀菌灯,以备需要时专人使用。

(3)臭氧(ozone):臭氧是一种强氧化剂,作为水消毒已使用多年。近年来,臭氧在其他方面的应用研究也非常活跃,我国已开发了臭氧空气消毒器、臭氧食具消毒柜、臭氧床单位消毒柜、臭氧衣物消毒柜、臭氧文件消毒柜、臭氧牙印模消毒柜等产品,有些已广泛应用于家庭和临床。臭氧发生器在 MRSA 病房的应用调查显示,发生器产生的臭氧气体不足以达到去污染效果[130]。

美国还开发了一种臭氧灭菌器,于 2003 年 8 月获 FDA 批准用于复用医疗器械的处理。该灭菌器采用符合美国药典的氧气和压力蒸汽,灭菌结束臭氧经催化剂变成氧气和水后排放,整个灭菌循环 30~35℃约 4 h 15 min,可杀灭抗力最强的嗜热脂肪杆菌芽孢,且灭菌保证水平(SAL)达到 10^{-6};与常用材料包括不锈钢、肽、氧化铝、二氧化硅、聚氯乙烯、硅铜、聚丙烯、聚乙烯、丙烯酸等有广泛的相容性;能处理内径>2 mm、长度≤25 cm,或内径>3 mm、长度≤47 cm,或内径>4 mm、长度≤60 cm 的腔管;操作使用安全,无毒性物散发和残留[2]。目前我国尚未见到同类臭氧灭菌器产品。

(4) 冲洗-清洗消毒机(flushing and washer disinfectors):冲洗-清洗消毒机利用 80~90℃的热水和洗涤剂,在密闭条件下自动完成清洗、消毒和干燥等过程。不同的机器可分别用于医疗器械、餐饮具、床垫、便器等的消毒,既保证了消毒效果,又避免了工作人员暴露于感染性材料的危险,是目前推荐的污染物品处理方法[38]。

此外,国外还有清洗-灭菌机产品[2],是一种改进的压力蒸汽灭菌器,通过水、清洁剂和蒸汽搅动进行清洗,再进入压力蒸汽灭菌程序。另有一种清洗-灭菌机[131],先采用旋转喷雾臂进行清洗程序,再进入压力蒸汽灭菌程序。

三 灭菌方法与技术

(一) 压力蒸汽灭菌

压力蒸汽用于灭菌已有 100 多年的历史。由于它具有能杀灭各种微生物、快速可靠、无残留、费用经济、使用安全、容易控制等特点,至今仍是国际上公认的最可靠的灭菌技术和首选的灭菌方法,被广泛应用于耐湿热物品的灭菌。

压力蒸汽灭菌器最早是采用下排气的方式排除冷空气,后来发展了预真空和脉动真空压力蒸汽灭菌器,保证了冷空气的排除和蒸汽的饱和度,蒸汽几乎可瞬间穿透有孔物品,使灭菌参数由原来的 121℃ 至少作用 30 min 加速到 132℃ 作用 4 min。20 世纪 90 年代初又发展了快速压力蒸汽灭菌器,其排气方式既可采用下排气法,也可采用预真空法和脉动真空法,在口腔科使用广泛。由于快速灭菌法一般要求被灭菌物品裸露,灭菌周期不包括干燥阶段,因此灭菌完毕灭菌物品往往是湿的,为了避免污染,取出的物品应在 4 h 内使用,不能储存。为了防止经快速法灭菌的物品再污染,许多医疗机构做了以下改进[132~134]:快速灭菌器的位置临近应用点,使用能穿透蒸汽的保护性包装,在 1 h 内提供生物指示剂结果等。

压力蒸汽灭菌(steam sterilization)不宜用于油剂、膏剂、粉剂等类物品的消毒或灭菌。用下排气式压力蒸汽灭菌器处理医疗机构和微生物实验室的废物与锐器,应延长作用时间至45 min(我国还是采用30 min),因废物中的空气极大地阻碍蒸汽穿透和加热效应[135]。据报道,压力蒸汽灭菌可腐蚀和氧化口腔手机润滑油[136],降低喉镜光传导能力[137],加速石膏模型硬化[138];使用快速压力蒸汽灭菌的植入物,使术后感染率升高[139],引起病人灼伤(未冷却就使用)[140]。因此,不建议使用快速压力蒸汽方法进行植入物灭菌,如不可避免时,则应进行灭菌效果评价并保存记录,以便溯源。

(二) 环氧乙烷灭菌

环氧乙烷(ETO)是一种无色、易燃、易爆气体,20世纪40年代开始用于对湿热敏感的关键性和半关键性医疗用品以及被芽孢污染的皮毛等物品的灭菌,是三大工业灭菌方法之一,也是医疗机构重要的低温灭菌技术之一。环氧乙烷与绝大多数医疗器材有良好的相容性,但由于其灭菌效果受管腔直径与长度、无机盐和有机物影响以及残留量等问题,不推荐环氧乙烷用于口腔手机灭菌[53],也不常用于内镜消毒[2]。

环氧乙烷灭菌(ethylene oxide sterilization)程序包括5个阶段,即物品预热预湿、通入环氧乙烷气体、灭菌、排出柜内环氧乙烷气体、解析物品内环氧乙烷残留。在早期以及大规模的灭菌,其预热预湿和解析过程不在灭菌柜内完成,在20℃的带有通风装置的房间内进行解析至少需要7天时间。目前,绝大多数现代化的、在医院内使用的小型环氧乙烷灭菌柜,整个程序(包括解析)可在同一灭菌柜内完成,只需8~12 h,当打开柜门时,物品内环氧乙烷残留量已达到安全水平。

为了防止环氧乙烷爆炸，发展了两种环氧乙烷混合气体：一种是 ETO－CFC（氟氯化碳），另一种是 ETO－CO_2（二氧化碳）。后者价格便宜，但需要压力容器。由于 CFC 可破坏臭氧层，后又用氢氟氯化碳（HCFC）替代 CFC，以减少（约 50%）对臭氧层的破坏。但 HCFC 的使用将于 2015 年受到限制，并于 2030 年终止生产[2]。其他替代方法是 100% 环氧乙烷灭菌系统，可使用单位剂量药筒取代具有爆炸危险的外部药罐。

环氧乙烷灭菌的主要缺点是作用时间长、对病人和工作人员有潜在危害。环氧乙烷急性暴露可导致皮肤、眼睛、胃肠道和呼吸道刺激以及中枢神经系统抑制[141]；慢性吸入与白内障形成、认知障碍、神经功能障碍和多神经失能有关联[142]；在医疗机构中的职业暴露已与血液学变化有关[143]，并提高自发性流产和多种癌的风险[144,145]。环氧乙烷已被认为是一种已知的人类致癌物[146]。病人的组织灼伤与植入物中的环氧乙烷残留有关[147]；关于被消毒或灭菌物品的环氧乙烷残留量，国际标准和我国国家标准都有明确规定[57,148]。

（三）过氧化氢气态等离子体

过氧化氢气态等离子体（hydrogen peroxide gas plasma）灭菌系统在 1987 年获得专利，1993 年在美国上市。气态等离子气体已被认为是物质的第四态（即液态、固态、气态和气态等离子体）[2]。最近几年，过氧化氢气态等离子体灭菌技术在我国发展很快，已有 10 余家企业生产的过氧化氢气态等离子体灭菌器产品获得卫生部许可，主要用于医疗机构不能耐受湿热的塑料和电子器械、管腔类器械以及对腐蚀敏感的未镀镍金属等医疗器械的灭菌。目前我国使用的过氧化氢气态等离子体灭菌系统都采用两次过氧化氢循环,对狭长腔管(如支气管镜)还可插入增强器,整个灭菌过程约需 75 min。最新的设备,采用一种新的汽化装置,可以从过氧化氢中排出绝大部分水分,使作用时间大大缩短,只需 30~40 min。

过氧化氢气态等离子体灭菌技术是在深真空的密闭柜内生成气态等离子体,通过无线电射频激发气体分子和产生带点粒子(其中很多是自由基形式)。自由基是一个原子带一个不成对的电子,具有高度反应活性。其杀菌机制是在等离子体状态下,过氧化氢气体和杀微生物自由基(如羟基和过氧羟基能与细胞的基本成分如酶、核酸等发生交互作用,从而干扰微生物的新陈代谢)的联合作用。在灭菌的最后阶段,通过引入经高效过滤的空气排除多余的气体,灭菌柜回到大气压。过氧化氢气态等离子体灭菌的副产物是无毒的水蒸气和氧气,不必解析或储存即可使用。

等离子体灭菌所用气体的种类和真空的深度是两个直接影响灭菌效果的重要参数。如物品中存在湿度,则达不到要求的真空度。影响灭菌效果的因素还有管腔的长度和直径、无机盐和有机物等。

其他等离子体灭菌系统,如过氧乙酸-乙酸-过氧化氢蒸气,因经该方法灭菌的眼科手术器械引起病人角膜损伤,而退出市场[149,150]。调查发现,带有黄铜的湿的眼科手术器械暴露于该等离子体时可导致黄铜分解成可溶性铜和锌[150,151],从而造成角膜代偿失调,而过氧化氢等离子体系统不会形成可溶性铜。

(四)干热灭菌

干热灭菌(dry-heat sterilization)仅被用于不耐湿热或不被湿热穿透的物品如粉剂、油剂、锐器等的灭菌。干热灭菌有静态空气和机械对流两种类型。前者仅靠重力对流加热慢,且温度不均匀;后者通过电动风机热传导快,且均匀。

(五)电离辐射灭菌

电离辐射灭菌(ionizing radiation sterilization)是20世纪50年代发展起来的消毒灭菌方法,可分为电磁辐射(X线和γ线)和粒子辐射(加速电子流)。电离辐射具有穿透力强(可以包装后灭菌)、在常温下进行(适用于处理热敏材料)、无残留毒性、可连续处理(适合自动工业化)等优点,但投资高,技术复杂,只能用于耐辐射材料。电离辐射灭菌是三大工业灭菌方法之一,主要用于不耐湿热医疗用品(如敷料、注射器、缝合线、金属器材、精密器械等)灭菌、食品保藏、药品化妆品微生物控制等。

(六)液体灭菌剂

目前常用的液体灭菌剂(liquid sterilants)有过氧乙酸、过氧化氢、戊二醛等。液体灭菌剂在使用中有以下一些局限性:①不能充分穿透生物膜、组织、血液等屏障;②其黏度妨碍它们在狭窄的腔道内进入微生物和物体表面;③不能包装后进行灭菌,难以维持灭菌后的无菌性;④不能用生物指示剂验证和监测无菌性。因此,液体灭菌剂的应用要严格,特别是对于关键性物品,不应作为首选的灭菌方法。

四 消毒灭菌环境与职业安全

与消毒灭菌有关的环境和职业危害已引起发达国家极大关注,20世纪90年代初开始陆续出台消毒灭菌因子相关安全使用规范和暴露限值[103, 104, 107, 152~154]。消毒灭菌环境与职业安全包括消毒灭菌过程中有害因子的控制和监测、工作人员的防护和监测以及化学物质安全排放或丢弃等,使对人群和环境的危害降至最小。但我国主要致力于对消毒灭菌效果的研究,而对与消毒灭菌有关的环境和职业危害研究甚少,至今没有针对消毒灭菌因子的环境和职业安全规范或标准。

1. 有害因子控制方法

(1) 合理选择消毒灭菌方法:首选物理消毒或灭菌方法;选择对人与环境危害小的替代方法,如用过氧乙酸或过氧化氢替代戊二醛作高水平消毒或灭菌,用季铵盐替代酚作非关键物体表面消毒等。

(2) 减少有害因子散发:如采用自动消毒或灭菌系统、关闭容器盖、减少搅动、防止溶液外溢等。

(3) 工作环境工程控制:合理布局,采用管道排风或吸收剂,要求一定换气次数,通过压力控制有害因素散发等。

(4) 做好个人防护:操作时做好眼镜防护、皮肤防护和呼吸道防护。

(5) 安全丢弃化学消毒剂:按有害化学物要求收集和丢弃消毒剂,或用相应中和剂中和后再丢弃。

2. 有害因子控制限值

(1) 甲醛:美国职业安全与卫生组织(OSHA)将甲醛列入潜在致癌物进行管理,并规定接触者暴露时间(8 h)-重量平均浓度(TWA)限值为 0.75 ppm,短时间(<15 min)暴露限值(STEL)为 2 ppm,限制工作人员直接接触甲醛[107,153]。

(2) 环氧乙烷:OSHA 规定工作环境空气中环氧乙烷暴露限值,允许暴露限值(PEL)为 1 ppm,TWA 为 0.5 ppm,STEL 为 5 ppm。还规定工作场所环氧乙烷副产物氯乙烯的 PEL 为 5 ppm[154]。

(3) 戊二醛:不同国家戊二醛职业暴露限值见表 1-1[104]。

表 1-1 戊二醛职业暴露限值

国家		标准值
澳大利亚	NOHSC	TWA:0.1 ppm(0.4 mg/m^3)
德国	FIOSH	MAK:0.1 ppm;最高限值(peak):0.2 ppm(每次 5 min,共 8 次)
瑞士	OSHA	最高限值:0.2 ppm(0.8 mg/m^3)
英国	HSE	MEL(8 h TWA)或 STEL:0.05 ppm
美国	NIOSH	REL(最高限值):0.2 ppm(0.8 mg/m^3)
	ACGIH	TLV(最高限值):0.05 ppm(0.2 mg/m^3)

注:NOHSC 为国家职业卫生与安全委员会;FIOSH 为联邦职业安全与卫生研究所;OSHA 为职业安全与卫生组织;NIOSH 为国家职业安全与卫生研究所;ACGIH 为美国政府工业卫生专家委员会;TWA 为时间-重量平均浓度;MAK 为最高允许浓度;MEL 为最高暴露限值;STEL 为短时间暴露限值;REL 为最高推荐限值;TLV 为最高阈值。

鉴于戊二醛蒸气在低于 0.2 ppm 浓度时就可引起眼、鼻与咽喉刺激,胸部紧绷及气喘样症状,美国医疗器械促进协会(AAMI)建议将空气中的戊二醛浓度由 0.2 ppm 降至 0.05 ppm,而 0.04 ppm 戊二醛即可嗅觉[104]。

(4) 其他消毒剂:二氧化氯 TWA 为 0.1 ppm;次氯酸钠 MEL 为 1 ppm,TWA 为 0.5 ppm;过氧化氢 MEL 为 2 ppm,TWA 为 1 ppm;醇 TWA 为 1 000 ppm;碘 MEL 为 0.1 ppm;酚 MEL 为 10 ppm,TWA 为 5 ppm;我国规定空气中臭氧的 MAK 为 0.16 mg/m^3。

3. 有害因子监测

(1) 工作环境空气中有害因子浓度监测:定期或不定期(开始时、工艺改变后、工作人员出现反应后)由具有资质的人员进行,如浓度高于规定的限值,应采取控制措施并再次监测。监测结果为修正工作方案与设施提供依据。

(2) 对工作人员定期进行医学观察:包括询问职业病史和有关症状,进行定期体检。

五 消毒灭菌效果评价方法与技术

(一) 化学消毒剂评价方法与技术

1. 欧洲的评价方法和标准

EN 1276[155]是对食品、工业、家用和公共领域使用化学消毒剂的定量悬液杀细菌性能评价的要求和方法,EN 13727[156]和 EN 13624[157]分别是对医疗器械化学消毒剂的定量悬液杀细菌和杀真菌性能评价的要求和方法,EN 14561[158]和 EN 14562[159]分别是对医疗器械化学消毒剂的定量载体杀细菌和杀真菌性能评价的要求和方法,EN 14348[160]和 EN 14563[161]分别是对医疗器械化学消毒剂的定量悬液和定量载体杀分枝杆菌或杀结核杆菌性能评价的要求和方法,EN 1657[162]是对兽医领域用化学消毒剂的定量悬液杀真菌性能评价的要求和方法。欧洲标准对医疗器械用消毒剂需采用定量悬液和定量载体两种评价方法,对其他用途消毒剂一般采用定量悬液评价方法。

2. 美国的评价方法和标准

美国的评价体系则采用美国官方分析化学协会(AOAC)和美国试验材料学会(ASTM)的载体试验和评价方法,根据产品标签和说明书选择杀细菌、杀真菌、杀分枝杆菌、杀芽孢试验和病毒灭活试验[153~167]。如需宣传特殊微生物的杀灭作用,则需另外提供相应的杀灭试验;无相应微生物指标的,可选择被认可的替代指标,如用鸭肝病毒代替 HBV、用牛病毒性腹泻病毒替代 HCV 进行病毒灭活试验[168,169]。对于外科手消毒产品还须进行持效试验,并用其中的有效成分对临床分离的耐药菌株进行最低抑菌浓度测试。对于食品接触表面消毒剂,包括卤素类化合物(碘伏、氯和复合卤素)和其他化合物(季铵盐类、氯化磷酸三钠、阴离子表面活性剂),评价方法要求以次氯酸钠为参照物进行比较。对于空气杀菌剂,以金黄色葡萄球菌、克雷白菌、铜绿假单胞菌为指标,微生物减少 99.9% 以上;明确空气杀菌剂不能灭菌、消毒,不能用作保护实验动物不受空气传播细菌或病毒感染,不能作为预防与治疗疾病或任何其他健康保护的宣传;必须标明在密闭空间使用、作用时间与频率、喷雾方法和最适宜相对湿度。目前,美国已公布的经 EPA

注册的化学消毒剂包括对 MRSA、VRE、结核分枝杆菌、HBV、HCV、诺如病毒、医疗废物有效的消毒剂,经 FDA 批准的消毒灭菌剂包括医疗器械灭菌剂和高水平消毒剂,以及手、皮肤黏膜消毒剂。此外,美国 EPA 注册的消毒剂还区分医院使用和非医院使用。

3. 我国的评价方法和标准

自 1988 年卫生部颁布《消毒技术规范》(第一版)开始,我国有了较为系统的消毒灭菌效果评价体系。1995 年,国家标准《消毒与灭菌效果的评价方法与标准》[58]颁布,其中包括压力蒸汽灭菌、紫外线消毒和液体化学消毒剂消毒和灭菌效果的评价方法和标准。我国现行的消毒灭菌效果评价方法和标准是卫生部 2002 版《消毒技术规范》(第四版),其他行业也都参照该规范进行评价。

我国现行版消毒技术规范主要采用了欧洲的评价体系,在试验方法、有机干扰物和作用时间的设置、评价标准和绝大多数指标菌(如金黄色葡萄球菌、铜绿假单胞菌、大肠杆菌、枯草杆菌黑色变种芽孢、白念珠菌、黑曲霉菌)等方面都相同。但仍有以下不同之处:①在适用范围方面,欧洲标准分医疗和其他行业,适用性更强,描述更详细具体,有利于试验的规范操作;②在试验菌株方面,欧洲标准还采用肠球菌、伤寒沙门菌和阴沟杆菌作指标菌,并根据不同的适用对象选择不同的标准菌株,如餐饮行业选用乳酸菌,外科器械、麻醉材料、内镜等除大肠杆菌外,还选择革兰阴性菌中其他相应的标准菌株;③在消毒时间方面,欧洲标准规定对真菌的最长杀灭时间必须控制在 60 min 以内(而我国无时间限制),手消毒时间必须控制在 1 min 以内(我国规定卫生手消毒 1 min,外科手消毒 3 min),并对时间误差也有明确规定,允许时间误差±10 s(作用 1 min 允许时间误差±5 s),而我国无时间误差规定;④欧洲标准明确规定有机物的选择应区分清洁环境与污染环境,我国标准规定载体试验直接选用胰蛋白胨肉汤(TSB);⑤欧洲标准规定,载体呈粗糙的表面,能准确体现实际现场消毒剂对微生物的效能。

现行版消毒技术规范与美国评价体系相比,我国目前尚无评价 MRSA、VRE、HBV、HCV、诺如病毒、医疗废物消毒的方法和标准,10 年前曾经用乙型肝炎表面抗原作指标评价对肝炎病毒的消毒效果[58],2002 年开始用脊髓灰质炎病毒疫苗株作为病毒灭活效果的评价指标;我国对外科手消毒产品,不需进行持效试验和临床分离耐药菌株的最低抑菌浓度试验;对于食品接触表面消毒剂,不需用次氯酸钠为参照物进行比较;我国经批准的空气消毒剂不少,实际使用效果不确切,有些可能存在安全隐患。

(二)灭菌效果确认和监测方法与技术

1. 灭菌效果确认和监测标准

灭菌标准主要由 ISO 医疗保健用品灭菌技术委员会(ISO/TC198 技术委员会)颁布,中国于 1993 年加入 ISO/TC198 技术委员会。ISO/TC198 技术委员会下设术语、工业环氧乙烷灭菌、辐射灭菌、压力蒸汽灭菌、生物指示剂、化学指示剂、医疗用品灭菌包装、微生物学方法、无菌加工、液体化学灭菌、灭菌过程的通用准则、器械再灭菌、清洗器与消毒等 13 个专业组。ISO/TC198 技术委员会制订标准的程序,按其结果可分为 5 个阶段:工作草案(WP)、技委会草案(CD)、国际标准草案(PIS)、国际标准最终草案(FDIS)和正式国际标准(international standard)。至今,ISO/TC198技术委员会正式颁布并现行有效的国际标准包括:工业湿热灭菌确认和常规控制要求[170]、环氧乙烷灭菌进展、确认和常规控制要求[171]、环氧乙烷灭菌残留[148]、辐射灭菌[172~174]、生物指示剂通用要求以及环氧乙烷灭菌和湿热灭菌用生物指示剂[175~177]、化学指示剂通用要求以及试验设备与方法[178,179]、B-D型蒸汽穿透试验的两类指示剂及其替代指示剂[180,181]、B-D型空气排除试验的两类指示剂[182]、生物指示剂选择、使用和检验结果解释指南[183]、医疗保健机构湿热灭菌确认和常规控制要求[184]、最终灭菌医疗器械包装的材料、无菌屏障系统和包装系统要求[185]、最终灭菌医疗器械包装的成形、密封和装配过程的确认要求[186]、医疗器械灭菌微生物学方法(微生物总数和无菌试验)[187,188]、医疗器械的无菌加工[189,190]、液体化学灭菌剂用于含有动物源材料的一次性使用医疗器械的灭菌确认和常规控制[191]。

  以上国际标准绝大部分已转化为我国国家标准,被等同采用。但其中相当一部分标准由于是非消毒专业人员的直译,不少内容令人费解,可行性较差,执行情况并不好。此外,国际标准与国家标准最大的区别是,前者往往是一些原则性条款,需要根据各自的具体情况并经过专业验证或评估才能确立符合国际标准要求的自身操作规范;而我国标准大多比较明确,只需按照执行。国际标准适用性较强,但需要有扎实的专业知识和经验才具有可行性;而国家标准由于比较具体,可行性较强,但缺乏灵活性,适用性受限。

我国目前的情况是,大部分企业、医院以及其他需要灭菌的单位,由于消毒专业人员和知识的不足,要理解国际标准都很困难,别说是执行了。因此,建议由消毒专业人员在充分理解的基础上将国际标准转化为符合我国具体情况的国家标准,以提高执行率。

2. 灭菌效果确认和监测方法

在灭菌效果确认方面,欧美及我国都采用国际标准[170~172]。但由于灭菌效果确认比较复杂,我国目前在医疗机构内几乎是空白,主要应用于工业灭菌,因为凡需出口的产品必须提供灭菌效果确认资料。

关于灭菌效果监测,美国、我国和欧洲的情况有些不同。

美国对灭菌效果的常规监测,采用工艺(即温度、时间、压力、湿度等理化参数)、化学(用包外、包内化学指示剂和B-D试纸)和生物(根据杀菌因子用相应的生物指示剂)监测。最近几十年,用于灭菌效果监测的指示器材有了很大进展。化学指示剂已从最初只能指示温度一个参数,发展到现在已能指示多个灭菌参数(如时间、温度、湿度、蒸汽饱和度、杀菌因子强度、空气排除情况等),根据化学指示剂可监测参数的能力已被分成5类。由于生物指示剂是唯一直接监测微生物是否存活的过程指示剂,因而被作为灭菌物品是否合格的金标准。但最初,生物指示剂需培养7天才能出结果,后来减少至2天(目前最常用)。现在还有了采用荧光技术的快速生物指示剂,几小时就可出结果,大大缩短了无菌物品放行时间。此外,由于早年使用的芽孢菌片生物指示剂在接种时容易污染而出现假阳性结果,后来发展了自含式生物指示剂和安瓿式生物指示剂，避免了污染问题。

我国《消毒技术规范》[1]的灭菌效果监测和卫生部《清洗消毒及灭菌效果监测标准》[192]主要采用美国的灭菌效果监测体系。但仍存在以下不同：①监测用生物指示剂的种类。美国嗜热脂肪杆菌芽孢不仅用于压力蒸汽灭菌效果监测，还用于过氧化氢气体等离子体和液体过氧乙酸灭菌效果的监测；而我国对于化学灭菌效果的监测都采用枯草杆菌黑色变种芽孢，对于过氧化氢气态等离子体则采用上述两种芽孢。②生物监测频率。《清洗消毒及灭菌效果监测标准》[192]发布以前，我国的生物监测频率低于美国，现在基本相同。③生物指示剂放置数量。我国一些标准规定的灭菌效果监测方法中，生物指示剂放置数量少于国际标准[1, 57]。特别是《清洗消毒及灭菌效果监测标准》[192]规定，常规生物监测只需放置 1 支生物指示剂，这存在很大的偶然性。美国 CDC 和注册护士协会（AORN）已建议，单个芽孢阳性应重新检测，因存在污染和芽孢抗力变异的可能性[193, 194]。

在欧洲部分发达国家，部分灭菌过程的常规监测不使用生物指示剂，而采用参数放行（parametric release）的方法，即监测灭菌过程的物理条件。执行参数放行，要求灭菌单位具备完善的质量保证体系，对被灭菌物品事先及改变任何条件时进行灭菌过程确认并严格按照已确定的技术参数进行灭菌。目前欧洲已接受压力蒸汽、干热和电离辐射灭菌采用参数放行，因为这些灭菌方法可直接监测物理条件（如温度、时间和湿度），并可与确认时的技术参数进行比较[2]。参数放行的监测方法更适合工艺相对稳定、具有一定规模、质量保证体系完善的工业灭菌,而对于被灭菌物品不易固定、质量保证体系欠完善的医疗保健机构实行起来有困难。

随着复杂医疗器械的问世(如人体植入物、狭长管道等),传统的标准测试包已不能准确反映其灭菌效果,出现了适用于不同医疗器械灭菌确认和监测的灭菌过程验证装置(process challenge devices, PCD),即对灭菌过程有预定抗力的模拟装置,用于评价灭菌过程的有效性。其内部放置化学指示剂时称为化学 PCD,放置生物指示剂时称为生物 PCD。PCD 也是实施参数放行的前提。

第二部分
消毒在相关行业的应用

一 消毒产品的管理和生产

（一）消毒产品的管理

1. 消毒产品卫生许可管理

1992年卫生部《消毒管理办法》颁布后，对消毒产品的管理进入了法制管理阶段。该文件规定对消毒药剂、消毒器械和一次性使用医疗用品、一次性使用卫生用品等4类产品实施生产企业卫生许可证和产品卫生许可批件制度。2003年11月，为进一步转变政府职能，减轻企业负担，卫生部取消了一次性使用医疗用品行政审批项目，一次性使用医疗用品不再纳入《消毒管理办法》管理，消毒产品调整为消毒剂、消毒器械和卫生用品等三大类。消毒产品生产企业只有在取得当地省（直辖市）卫生行政部门发放的《消毒产品生产企业卫生许可证》后，方可从事消毒产品的生产。

近年来，我国对消毒产品的监督管理，逐步由卫生许可向以卫生标准、规范为核心的产品卫生质量监管转变，对消毒产品实行分类许可管理制度。除抗（抑）菌制剂外的其他卫生用品无须产品许可;抗(抑)菌制剂和部分已有成熟的卫生标准和规范的消毒剂、消毒器械(如压力蒸汽灭菌器、紫外线杀菌灯、食具消毒柜、消毒乙醇(酒精)、含氯消毒剂、戊二醛消毒剂等)实行上市前产品卫生安全评价制度;其他消毒剂、消毒器械上市前由卫生部发放卫生许可批件。

2. 消毒产品生产企业规范化管理

为规范消毒产品生产企业卫生管理,保证生产的消毒产品卫生质量和消费者的使用安全,自2001年1月卫生部颁布了《消毒产品生产企业卫生规范》后,对消毒产品的生产企业执行了规范化管理。

规范管理的主要内容包括厂区环境与布局、生产区卫生、设备要求、原料和仓储要求、卫生质量管理、人员要求等。

规范管理的具体内容包括要求生物消毒剂、隐形眼镜护理液产品的生产企业应建10万等级的净化车间,皮肤黏膜消毒剂、抗抑菌制剂生产企业应建30万等级的净化车间;要求所有企业的生产车间使用面积不小于$100\ m^2$,净高不低于2.5 m,并按生产产品类别配备基本生产设备;规定了各类产品的出厂检测项目;企业还应建立生产标准操作规程和管理制度等。

对企业规范化管理后,实现了对消毒产品生产企业的开设及运行时的统一卫生要求,有助于规范消毒产品的生产行为。

3. 消毒产品生产企业分级风险管理

消毒产品生产企业生产的产品种类繁多,不同的产品风险程度不尽相同。自2003年起至今,上海市已经在消毒产品生产企业中开展了风险管理的监管模式,即根据企业生产产品的固有风险、自身管理能力以及卫生监督机构的监管情况,调整对企业的监管力度。根据消毒产品对人体可能造成的风险,分为低、中、高3个风险水平,对风险相对较高的隐形眼镜护理用品、皮肤黏膜卫生用品、湿巾等生产企业和产品加大了监管力度,企业所属区、县卫生监督所的日常监督抽检和市卫生监督所不定期的监督抽检,达到了充分利用目前有限的监督力量,将重点投入高风险程度产品的监管中的目的,提高了监督效率。

4. 制定卫生标准,提升行业生产环境卫生水平

随着消毒产品的不断增多和使用人群的不断扩大,消毒产品的卫生质量已引起生产企业和使用者的高度关注。为促使生产企业加强生产过程中的生产环境卫生管理,减少产品生产过程中的污染,保证消毒剂产品的卫生质量,2005年上海市发布地方标准《消毒剂生产环境卫生要求》,对消毒剂生产企业环境空气、物体表面、生产工人手的卫生指标作出了技术规定,提出了细菌菌落总数限值要求,为合理评价消毒剂生产环境的卫生状况及生产条件的质量控制提供了技术依据。

(二)我国消毒产品的种类与数量

(1)消毒剂类:按化学成分主要有含氯消毒剂、含溴消毒剂、过氧乙酸消毒剂、过氧化氢消毒剂、戊二醛消毒剂、甲醛消毒剂、二氧化氯消毒剂、碘类消毒剂、醇类消毒剂、酚类消毒剂、季铵盐类消毒剂、胍类消毒剂、脂肪酸类消毒剂、生物消毒剂等。按剂型主要有粉剂、片剂、颗粒剂、液体、喷雾剂、凝胶等。

（2）消毒器械类：主要有压力蒸汽灭菌器、环氧乙烷灭菌器、干热灭菌柜、等离子体灭菌器、戊二醛消毒或灭菌柜、臭氧消毒或灭菌柜、电热消毒柜、静电空气消毒机、紫外线杀菌灯、紫外线消毒器、酸性氧化电位水生成器、次氯酸钠发生器、二氧化氯发生器、臭氧发生器、臭氧水发生器、内镜自动清洗消毒机，用于测定压力蒸汽、干热、环氧乙烷、电离辐射、甲醛或等离子体灭菌效果的化学指示物或生物指示物，用于测定紫外线消毒效果的化学指示物或生物指示物，用于测定压力蒸汽灭菌的化学指示物，用于测定化学消毒剂浓度的化学指示物，用于压力蒸汽、环氧乙烷、等离子体或甲醛灭菌且带有灭菌标记的包装物等。

（3）卫生用品类：有卫生巾和卫生护垫、卫生栓（内置棉条）、尿裤、尿布（垫、纸）、隔尿垫、湿巾和卫生湿巾、抗（抑）菌制剂、隐形眼镜护理液、隐形眼镜保存液、隐形眼镜清洁剂、纸巾（纸）、卫生棉（棒、签、球）、化妆棉（纸、巾）、手（指）套、纸质餐饮具等。

近5年来，取得卫生部消毒产品卫生许可批件的产品数量见表2-1。其中，氯（溴）类消毒剂占41.1%，碘类消毒剂占12.8%，醇类消毒剂和胍类消毒剂各占9.8%，季铵盐类消毒剂占7.5%，过氧乙酸和过氧化氢占6.2%，二氧化氯占6.2%，酚类消毒剂占3.8%，戊二醛占2.7%，邻苯二甲醛占0.1%，其他占0.1%。我国除用于测定等离子体、邻苯二甲醛和臭氧灭菌效果的化学和生物指示剂目前尚无经卫生部批准的国产产品外，其他各种消毒剂和消毒器械都有我国自己的产品。但是,我国的相当一部分消毒剂、消毒器械产品是低水平重复,在研制数据、质量控制方面,与进口产品还存在不小差距。

表 2-1 2006～2010 年卫生部批准的消毒剂、消毒器械数量

年份	国产产品		进口产品	
	消毒剂	消毒器械	消毒剂	消毒器械
2006	282	55	9	7
2007	207	39	8	15
2008	119	25	9	6
2009	176	47	5	6
2010	161	44	13	6
合计	945	210	44	40

(三) 消毒产品卫生质量

2006 年以来,上海市经对消毒产品生产、经营和医疗机构开展经常性消毒产品质量抽检发现,产品质量合格率总体较高。医疗机构消毒灭菌设备杀菌合格率、手消毒剂杀菌合格率、隐形眼镜护理液和一般卫生用品卫生合格率等均在 95% 以上;湿巾卫生合格率和餐饮具套装(集中消毒)合格率为 90% 左右。

但部分消毒产品标签和抗抑菌制剂还存在一定的问题,产品标签未严格标注主要成分、宣扬有治疗疗效、抗抑菌产品添加违禁药物等仍是造成市场消毒产品标签和抗抑菌产品合格率低的主要原因。

二　饮用水消毒

水是生命之源。采用安全、高效的饮用水消毒方法是保证人们获得质好量足饮用水的根本前提。饮用水消毒是水处理技术中的重要环节,是饮用水净化的步骤之一,目的主要是杀灭饮用水中的微生物,控制饮用水的生物污染。

水处理技术的应用已有几千年的历史。4 000 年前印度人就利用木炭对水进行过滤。第一座供给城市用水的大型滤池于 1804 年在苏格兰建立。1829 年在伦敦建造了慢砂滤池,19 世纪初混凝沉淀技术逐步得到推广。历史记载,19 世纪前由于水质受到病原性微生物污染而引起了霍乱、伤寒、脊髓灰质炎、病毒性肝炎等传染病的暴发,瘟疫的流行曾夺走了千百万人的生命。19 世纪初,科学家研制出氯气,并用作饮水消毒剂,将其加入水中以杀死细菌,从而战胜了生物污染,制止了瘟疫的流行,并逐步形成了自来水常规生产工艺流程:混凝—沉淀—砂滤—氯消毒。

氯被用作饮用水消毒 100 多年来的实践已使氯化消毒饮用水达到了自动化程度。但 20 世纪 70 年代,美国科学家发现氯可与某些碳氢化合物反应产生致癌物质,表明用氯杀死水中细菌、病毒的同时,也会产生一定的危害人体健康的物质,被称为氯化消毒副产物。目前通过研究发现的氯化消毒副产物已达数百种[198]。其中三卤甲烷类(THMs)与卤乙酸类(HAAs)占氯化消毒副产物的 80% 左右。

为了减少氯化消毒副产物对健康的影响,同时也为了提高消毒效率、增强消毒能力，各种饮用水消毒技术也随着科学技术的进步不断出现。目前，能用于水厂大规模进行饮用水消毒的消毒技术主要有 4 类，包括氯化消毒（氯气、液氯和次氯酸钠）、二氧化氯消毒、氯胺消毒和臭氧消毒。

（一）常用饮用水消毒剂特性

常用饮用水消毒剂特性比较见表 2-2。

表 2-2 常用饮用水消毒剂特性比较

消毒方法	消毒剂	保存形式	消毒副产物产生量	消毒效率排序	可持续性排序	成本排序
氯化消毒	氯气	气体，需要储备罐，有毒，可能对操作人员产生危害	产生可致突变的氯化消毒副产物	5	3	6
	液氯	液体，需要储备罐，较氯气易于保存，但仍有泄漏危险	产生可致突变的氯化消毒副产物	3	3	5
	次氯酸钠	溶液，易分解，需现场制备	产生可致突变的氯化消毒副产物	4	3	4
二氧化氯消毒	二氧化氯	气体，需现场制备；常温下不稳定，具有爆炸性，需要采用真空或空气稀释等技术加以控制	产生氯化消毒副产物的量显著低于氯化消毒和氯胺消毒。但可产生氯酸盐、亚氯酸盐等消毒副产物	2	2	2
氯胺消毒	氯胺	固体，易于保存	产生氯化消毒副产物的量低于氯化消毒	6	1	3

续 表

消毒方法	消毒剂	保存形式	消毒副产物产生量	消毒效率排序	可持续性排序	成本排序
臭氧消毒	臭氧	气体,需现场制备;操作复杂,可能对操作人员产生危害	本身不产生氯化消毒副产物,但可在水中与有机物反应生成醛、酮、醇、过氧化物等,若与水中溴化物结合可生成溴酸盐	1	4	1

注:排序顺位均为由高到低排序,数字越大,顺位越低。

(二) 饮用水消毒剂使用情况

1. 美国饮用水消毒剂使用情况

据美国水厂协会(American Water Work Association, AWWA)统计,美国供水系统使用的消毒方法主要还是氯化消毒,即使用氯气消毒与次氯酸钠消毒;二氧化氯和臭氧在大中型水厂中的使用率则呈现不断上升的趋势,具体情况见表2-3。

表2-3 美国水厂消毒剂使用情况(%)

消毒剂	大、中型水厂(供水人口数>10 000)			小型水厂
	1978年	1989年	1998年	1998年
氯气	91	87	83.8	82
次氯酸钠溶液	6	7.12	20.3	41
散装	—	—	18.3	26

续 表

消毒剂	大、中型水厂（供水人口数＞10 000）			小型水厂
	1978年	1989年	1998年	1998年
现场发生	—	—	2	15
氯胺		20	29.4	2
氨气	—	—	16.2	—
铵盐或其他来源	—	—	11.1	—
二氧化氯	1	4.5	8.1	6
臭氧		0.37	5.6	
其他（次氯酸钙、高锰酸钾等）	2	0.75	1.0	10

注：因部分水厂同时使用多种消毒剂，故总百分率可超过100%。

2. 上海饮用水消毒剂使用情况

与美国相比，上海市生活饮用水的消毒技术目前已呈现氯化消毒与二氧化氯消毒不相伯仲之势，二氧化氯消毒所占的比例高于美国，具体情况见表2-4。

表2-4　2010年上海市水厂消毒剂使用情况

指标	使用水厂数（家）	比例（%）
液氯	49	38.8
次氯酸钠	9	7.1
氯胺	10	7.9
二氧化氯	52	41.3
臭氧	0	0

注：部分使用地下水作为水源的水厂无消毒过程，故总百分率未达100%。

(三) 饮用水卫生标准中消毒相关指标限值

1. 消毒剂指标限值

不同国家、组织饮用水卫生标准中消毒剂指标限值见表2-5[199,200],显示我国对饮用水中消毒剂指标的控制采用了相对严格的限值。

表2-5 不同国家、组织饮用水卫生标准中消毒剂指标限值(mg/L)

指标	WHO	美国(MRDL)	中国
游离氯	5	4	4
一氯胺	3	4	3
二氧化氯	—	0.8	0.3
臭氧	—	—	0.8

注:MRDL 为最高剩余消毒剂水平。

2. 消毒副产物指标限值

流行病学研究表明,饮用水中氯化消毒副产物可导致新生儿体重减轻与出生缺陷,并使膀胱癌和直肠癌的发病率增加。三氯甲烷主要通过细胞毒性诱导动物产生消化系统的肿瘤。当水中有溴化物存在时,可产生比三氯甲烷毒性更强的三溴甲烷、一氯二溴甲烷和二氯一溴甲烷,分别能引起大鼠肠肿瘤、肝肿瘤和肾肿瘤的发生。以上是 THMs 类氯化消毒副产物的健康危害。而有报道指出,氯化消毒副产物的致癌风险主要由 HAAs 类化学物的致癌风险构成,占氯化消毒副产物致癌风险的91.9%。HAAs 为非挥发性有机物，其中，二氯乙酸和三氯乙酸的检出率最高，能够引起小鼠肝肿瘤的发生。

二氧化氯作为饮水消毒剂，不仅杀菌效果优于液氯，且不与水中存在的黄腐酸、腐殖酸等前驱物质反应生成卤代烃类副产物，因此，自20世纪90年代以来，二氧化氯已被许多国家应用于饮水消毒。但随着研究的深入，人们发现在二氧化氯消毒饮水的过程中，由于自身被还原或原料带入等原因，也会产生一些副产物，包括亚氯酸盐与氯酸盐无机副产物以及一些有机副产物，如酮、醛或羰基类物质。其中，以亚氯酸盐与氯酸盐无机副产物为主，有机副产物的量很少，且毒理学意义尚不清楚。目前，亚氯酸盐与氯酸盐对人的致癌问题尚不明确。但动物实验显示，亚氯酸盐与氯酸盐可导致大鼠血液细胞中谷胱甘肽水平的下降，影响血液中的红细胞，拮抗甲状腺功能和生殖发育毒性，导致猫和猴子体内高铁血红蛋白的生成。因此，尽管有研究表明，二氧化氯是相当安全的饮水消毒剂，但许多国家的饮水标准中仍对二氧化氯及其副产物提出了控制要求。

臭氧作为饮水消毒剂也不会生成氯化消毒副产物，但可能生成溴酸盐、醛类和过氧化物等具有潜在毒性的副产物。其中，溴酸盐为主要副产物。动物实验表明，溴酸盐会增大实验动物癌变的机会，同时，也会引发其他部位的肿瘤增生，可导致细胞内染色体断裂和活体内DNA损伤。一般情况下，水中不含有溴酸盐。但若原水中含有溴化物，再经臭氧消毒，就会生成溴酸盐。一些瓶装矿泉水由于采用臭氧消毒工艺生产，可能存在此类隐患。因此，控制饮水中溴酸盐的含量对保障人体健康极为重要。

不同国家、组织饮用水卫生标准中消毒副产物指标限值见表 2-6,显示我国消毒副产物指标都采用了相对严格的限值。

表 2-6 不同国家、组织饮用水卫生标准中消毒副产物指标限值(mg/L)

指 标	WHO	美国 MCLG	美国 MCL	中国
氯化消毒副产物 THMs 类			0.08	
三氯甲烷	0.3	0	—	0.06
三溴甲烷	0.1	0	—	0.1
一氯二溴甲烷	0.1	0.06	—	0.1
二氯一溴甲烷	0.06	0	—	0.06
三卤甲烷(总)	1	—	—	1
氯化消毒副产物 HAAs 类			0.06	
一氯乙酸	0.02	—	—	—
二氯乙酸	0.05	0	—	0.05
三氯乙酸	0.2	0.3	—	0.1
二氧化氯消毒副产物				
亚氯酸盐	0.7	0.8	1.0	0.7
氯酸盐	0.7	—	—	0.7
臭氧消毒副产物				
甲醛	—	—	—	0.9
溴酸盐	0.01	0	0.01	0.01

注:MCLG 为污染物最高浓度目标,是指对人体健康无影响或预期无不良影响的水中污染物的浓度,是非强制性的公共健康目标。

MCL 为污染物最高浓度,是指供给用户的水中污染物最高允许浓度,是强制性标准。

三卤甲烷(总):是三氯甲烷、三溴甲烷、一氯二溴甲烷、二氯一溴甲烷的总和,中国标准中该类化合物包括的 4 种化合物的实测浓度与其各自限值的比值之和不得超过 1。

(四) 饮用水消毒未来的发展

1. 消毒技术的发展

(1) 推广新型化学消毒技术:从表 2-3、表 2-4 可见,随着消毒技术的不断发展,国内外集中式供水单位也开始考虑如何结合成本效益和健康的需求来选择合适的饮用水消毒技术。在社会经济水平不断提高,人民追求更健康生活的前提下,二氧化氯消毒技术与传统的氯化消毒技术相比,具有更广阔的发展前景。其他适合水厂进行大规模饮用水消毒的安全、可靠的消毒技术如果能通过技术工艺改进、规模化应用等方法降低成本,也会在饮用水消毒市场上占有自己的天地。

(2) 发展饮用水深度处理技术:从广义上来讲,除使用化学剂进行消毒外,通过过滤、吸附等物理手段去除病原微生物也可称之为消毒。药用炭(活性炭)吸附、离子交换、膜处理、光催化氧化等技术除了能消除饮用水中的微生物,还能去除常规净水工艺难以去除的微量有机物,包括使用化学消毒剂产生的消毒副产物,这些技术可以称为饮用水深度处理技术。这些饮用水深度处理技术已占领了大部分家用小型水处理器的市场,由于各种技术或经济成本原因,目前还未能在水厂中进行大规模的应用,这也是今后在水厂进行饮用水消毒净化的发展方向。

2. 卫生标准的增、修订

国内外大部分饮用水标准中都对消毒剂及其产生的消毒副产物提出了明确的限值要求,体现了对饮用水生物污染的重视。由于消毒技术的不断发展,消毒副产物健康影响研究的不断深入,需要相关的标准研制人员和决策者重视对相关卫生标准的增、修订工作。由于氯化消毒目前仍是饮用水消毒的主要技术手段,氯化消毒副产物的种类和数量繁多,目前已有的指标限值其科学性和合理性需要进一步的阐明;二氧化氯、臭氧消毒技术也方兴未艾,对其产生的消毒副产物的健康风险还不明确,国内外标准中已有指标的限值也不统一。因此,通过科学研究掌握各类消毒副产物的健康影响依据,以制定标准限制饮用水中消毒副产物的含量,对保障人民生活饮用水的卫生安全具有非常重要的意义。

三 食品安全与消毒

食品安全的概念可以表述为:食品(食物)的种植、养殖、加工、包装、储藏、运输、销售、消费等活动符合国家强制标准和要求,不存在可能损害或威胁人体健康的有毒有害物质以导致消费者病亡或者危及消费者及其后代的隐患。该概念表明,食品安全既包括生产安全,也包括经营安全;既包括结果安全,也包括过程安全;既包括现实安全,也包括未来安全。归纳起来,食品安全是指食品无毒、无害,符合应当有的营养要求,对人体健康不造成任何急性、亚急性或者慢性危害。食品在生产、加工、运输、储存、销售等整个过程中都有可能会受到生物性和化学性的污染。其中存在于环境、空气、水、食品工具、用具、器具以及操作人员手上的微生物数量,可采取合适的消毒措施达到去除或降低数量的目的,对人体健康构成威胁的某些致病性微生物也可通过消毒的方法达到消除或杀灭的目的。

(一) 食品安全与病原微生物

食品安全问题导致的最直接的后果就是食源性疾病。世界卫生组织将食源性疾病定义为"凡是通过摄食而进入人体的病原体,使人体患感染性或中毒性疾病,统称为食源性疾病"。根据世界卫生组织掌握的资料,在食源性疾病危险因素中,微生物性食物中毒仍是首要危害。据世界卫生组织(WHO)统计,全球每年仅5岁以下儿童的腹泻病例就达15亿例次,造成300万儿童死亡,其中约70%是由于各种致病微生物污染的食品和饮水所致[201]。虽然大多数食源性疾病呈散发,但也有大规模暴发的。例如,1994年美国发生了由沙门菌污染冰淇淋的暴发,约22.4万人受累[202]。我国2003~2007年食源性疾病监测网报告细菌性食源性疾病暴发事件共1 060起,涉及发病人数32 261例,住院16 426例,死亡16例[203]。广州市2006~2008年微生物引起的食源性疾病暴发起数和发病人数最多,分别占总数的58.20%和70.95%[204]。可见,致病微生物引起的食源性疾病是我国当前主要的食品安全问题。

常见的引起食源性疾病的致病微生物主要有沙门菌、溶血性弧菌、金黄色葡萄球菌、肉毒梭状芽孢杆菌、大肠杆菌和李斯特菌等。

(1) 沙门菌:沙门菌是全球报道最多、各国公认的食源性疾病首要的病原菌,也是我国食源性疾病的主要病原菌。沙门菌主要分布于动物的肠道中,广泛地存在于猪、马、牛、羊和家禽的肠道、内脏中。美国报道猪的带菌率为10.7%~34.8%,鸡的带菌率为2.3%~6.8%,鸡蛋的带菌率高达30%;荷兰报道猪带菌率在30.1%以上[205]。我国健康家畜、家禽肠道沙门菌检出率为2%~15%,病猪肠道沙门菌检出率可高达70%,腹泻患者粪便沙门菌检出率为8.6%~18.8%[206]。美国、日本等发达国家发生的食物中毒事件中有40%~80%是由禽沙门菌引起的。据美国CDC统计,每年美国有近40 000例沙门菌感染病例,死亡约600例。1994年在美国暴发的一起由于食用了被沙门菌污染的冰淇淋所致的食源性疾病,估计罹患人数达224 000人。我国由沙门菌引起的食源性疾病也是主要的致病菌,毛雪丹等对1 060起细菌性食源性疾病的统计发现,沙门菌仅次于副溶血型弧菌[203]。从沙门菌引起食源性疾病的食品分析,主要为动物性食品,特别是畜肉类及其制品,其次为禽肉、蛋类、乳类及其制品。世界上最大的一起沙门菌食物中毒事件,1953年在瑞典由吃猪肉而引起的鼠伤寒沙门菌中毒,累及7 717人,90人死亡。沙门菌污染蔬菜也可引起食源性疾病,2006~2007年,加拿大先后发现芽菜、番茄(西红柿)、甜瓜和菠菜污染沙门菌,并发生不同程度的中毒事件[207]。

(2) 副溶血性弧菌:副溶血性弧菌广泛存在于近海的海水、海底沉积物和鱼类、贝壳等海产品中,温热地带较多。它是日本、美国和东南亚国家食物中毒和急性腹泻病的重要病原菌,在日本占全部食物中毒的40%~60%;也是我国沿海地区及台湾地区食物中毒中最常见的一种病原菌。我国华东沿海该菌的检出率为57.4%~66.5%,尤以夏秋季较高。海产品带菌率最高的是墨鱼,达93%,其次是梭子蟹,鱼虾的带菌率平均为 45%～48%,夏季高达 90%。腌制的鱼贝类带菌率也达 42.4%,熟盐水虾的带菌率可达 35%。据调查,我国沿海地区餐饮业从业人员、健康人群和渔民副溶血性弧菌的带菌率可达 11.7%,有肠道病史者带菌率可达 31.6%～88.8%。食品用具的副溶血性弧菌的污染率达 60%之多[208]。美国沿海城市 1989 年的弧菌感染监测结果显示,生食牡蛎引起的弧菌食物中毒贯穿全年,在接受海产品消费调查问卷的病人中有 73%在疾病前 1 周内曾经生食过牡蛎。1997～1998 年美国发生 4 起与生食牡蛎相关的中毒事件,涉及病例 700 余人[208]。副溶血型弧菌引起食源性疾病的主要食品为海产品,如贝类、虾、带鱼、螃蟹、墨鱼等,其他还有咸菜等腌制品。

(3) 金黄色葡萄球菌:金黄色葡萄球菌广泛分布于自然界,在空气、土壤、水中和物品上都可存在,人和动物的鼻腔、咽、消化道带菌率都较高,是最常见的化脓性球菌之一。除可引起局部化脓感染,也可引起肺炎、伪膜性肠炎、心包炎等,甚至败血症、脓毒症等全身感染。调查显示,健康人带菌率为 20%～30%,上呼吸道感染者鼻腔带菌率高达80%以上。速冻食品的金黄色葡萄球菌污染率为 21.47%,其中速冻饺子达 42.5%,冻肉达 30%。另据调查,鲜牛乳中金黄色葡萄球菌的污染率达 41.48%,消毒牛乳为 6.67%。朱献忠对 20 份速冻米面食品进行致病菌检测,在受到污染的冻水饺和馄饨中金黄色葡萄球菌的检出率为 15%[209]。赵慧玲等在生牛奶中金黄色葡萄球菌检出率为 30.67%,生肉为15.29%,鲜冻水产品为 5.45%,熟肉制品为 2.67%[210]。据美国疾病控制中心报道,由金黄色葡萄球菌引起的感染占第二位,仅次于大肠杆菌。金黄色葡萄球菌肠毒素是世界性卫生问题,在美国由金黄色葡萄球菌肠毒素引起的食源性疾病占整个细菌性食源性疾病的33%,加拿大则更多,占45%[212]。我国每年因金黄色葡萄球菌引起的食源性疾病仅次于沙门菌和副溶血性弧菌。2001年4月,无锡市某区所辖的5所小学和5所幼儿园1 176名学生饮用了某牛奶公司生产的消毒牛奶或橘味牛奶,先后有88人发病,发病率为20.14%,经检测确认为一起由金黄色葡萄球菌污染牛奶所致的食源性疾病。

(4) 肉毒梭状芽孢杆菌:肉毒梭状芽孢杆菌广泛分布于土壤、海洋沉积物和家畜粪便中,亦可附着于水果、蔬菜和谷物上。新疆曾对北疆26个市县的土壤、人畜粪便、豆类、水及发酵豆制品1 732份样品进行了肉毒梭状芽孢杆菌检测,平均检测率为16.81%,土壤检出率为22.31%,发酵豆制品为14.79%[207]。肉毒梭状芽孢杆菌引起食源性疾病的媒介食品可因饮食习惯和膳食结构不同而异。国外多为火腿、香肠、罐头食品;我国主要见于家庭自制发酵豆、面制品(豆酱、面酱、红豆腐、臭豆腐、豆豉等),也见于肉类和其他食品。历史上泰国惊爆一起数十年来全球最严重的肉毒梭状芽孢杆菌引起的食源性疾病。2006年3月4日,泰国北部难府村民在参加庆典时,吃下了当地生产的腌渍竹笋罐头之后的短短12 h内,上百位村民突然发生四肢无力甚至窒息现象,约170名村民同时出现呕吐、腹泻、吞咽困难、口干、肌肉乏力等症状,其中大部分患者住院治疗。泰国卫生部官员判定,这是一起由肉毒梭状芽孢杆菌引起的食源性疾病。同年10月10日,加拿大多伦多卫生部门发言人介绍,多伦多发生了一起因饮用罐装胡萝卜汁导致 2 名居民因此瘫痪。技术人员在这 2 人喝过的胡萝卜汁的残液中检出了肉毒梭状芽孢杆菌[212]。

(5) 肠出血性大肠杆菌(EHEC):肠出血性大肠杆菌仅以大肠埃希菌 O157:H7 为例,家畜家禽是 O157:H7 大肠埃希菌在世界范围内的主要宿主。目前已有报道的 EHEC 暴发流行的传播媒介有动物源性食品和植物源性食品,包括汉堡包、烤牛肉、生牛奶、鲜榨苹果汁、酸奶、奶酪、发酵香肠、煮玉米、学校午餐、蛋黄酱、蔬菜(莴苣、苜蓿芽、萝卜芽等)、沙拉等。1996 年,苏格兰发生了一起由肉制品引起的 O157:H7 暴发,确证病例 216 例,死亡 11 例。美国自 1982 年起报道由 O157:H7 引起的暴发疾病已有 200 起,52% 为来自牛肉制品的食源性感染,其中大部分与快餐店中的汉堡包有关[213]。1996 年 5 月下旬,日本几十所中学和幼儿园相继发生 6 起集体性大肠杆菌 O157 中毒事件,中毒超过万人,死亡 11 人,波及 44 个都、府、县[214]。我国 2001 年在江苏、安徽等地暴发的肠出血性大肠杆菌 O157:H7 食物中毒,造成 177 人死亡,中毒人数超过 2 万人[215]。

(6) 单核细胞增生李斯特菌:单核细胞增生李斯特菌(Listeria monocytogenes,Lm)广泛存在于自然界中,人及动物很容易食入该菌,并通过口腔-粪便的途径进行传播。据报道,健康人粪便中 Lm 的携带率为 0.6%~16%,有 70% 的人可短期带菌,30% 以上的肉制品及 15% 以上家禽可被该菌污染,4%~8% 的水产品,5%~10% 的奶,即食食品(ready to eat food)和冷藏冷冻食品易受污染[211,216]。朱献忠对 20 份速冻米面食品进行致病菌检测,其中 5 份冻水饺和馄饨中检出 Lm,检出率达 20%[209]。我国 2001~2003 年食品中 Lm 的检出率分别为 1.29%、5.76%、7.43%。巢国祥等在 8 类食品中检出 Lm 43 株,检出率为 4.49%,其中熟食制品检出率高达 9.62%,生肉类制品检出率为 3.83%。生肉制品是 Lm 的主要污染来源,熟食类制品是 Lm 感染人体的关键食物[216]。在美国,每百万感染性食物中毒病例中有 7.4 例是李斯特菌感染,平均致死率高达 40%[217]。2000 年底至 2001 年初,法国卫生部门发现 9 例因食用熟肉制品而感染 Lm 的患者,其中 2 人死亡。截至 2001 年 1 月 19 日,大范围发病波及 19 个省,导致 7 人死亡,包括 2 名新生婴儿,死亡率达 25%。经实验室化验确认,某公司加工生产的部分肉酱和猪舌受到了李斯特菌污染,成为引发这起食源性疾病的罪魁祸首[218]。

(二)食源性疾病原因分析

1. 细菌性致病原分布

我国于 2001 年建立了食源性疾病监测网,开始进行食源性疾病的全国性网络监测[219]。根据对 2003~2007 年监测报告的 1 060 起细菌性食源性疾病中导致发病的病原体进行统计发现,副溶血性弧菌是细菌性食源性疾病的最主要病原体,涉及中毒事件 308 起,发病 8 234 人,住院 3 605 人;其次为沙门菌,涉及中毒事件 109 起,发病人数 3 790 人,住院 1 867 人[203];其他对人体健康危害较严重的致病菌还有大肠杆菌、李斯特菌、金黄色葡萄球、肉毒梭状芽孢杆菌、变形杆菌等。

2. 原因食品

对 1 060 起细菌性食源性疾病的原因食品进行分析,主要中毒食品为畜禽肉,涉及中毒 232 起,发病 7 223 人,住院 3 560 人;其次为混合多种食品,发生中毒 184 起,涉及发病 6 550 人,住院 2 682 人。可见,畜禽肉类产品是细菌性食源性疾病最主要的原因食品[203]。2006~2007 年,加拿大先后发现芽菜污染沙门菌、生菜污染大肠杆菌 O121:H19 与大肠杆菌 O157:H7、菠菜污染大肠杆菌 O157:H7、胡萝卜污染肉毒杆菌、生菜污染大肠杆菌 O157:H7、西红柿污染沙门菌、生菜污染大肠杆菌 O157:H7、草莓污染李斯特菌、甜瓜污染沙门菌、菠菜污染沙门菌、小胡萝卜污染志贺菌,并发生不同比例的中毒问题[220]。

3. 引发食源性疾病的原因

根据监测网报告的 1 060 起细菌性食源性疾病,导致事件发生的原因涉及食品原料、加工、设备以及人员等,其中由交叉污染引起的占 26%,其次是加工和存储不当[203]。经对已发生的细菌性食源性疾病原因分析,销售环节的污染很严重,调查了 5 家销售店的消毒设施,结果发现 5 家销售店食品运输专用车辆以及更衣间等消毒设备均有欠缺,其中 3 家洗手消毒设施不到位,4 家专用工具的清洗消毒设施不到位。这些原因为细菌繁殖和毒素的产生、细菌性食源性疾病的发生提供了有利条件。

(三) 控制病原微生物,科学选择消毒方法

致病微生物能够给食品安全和人体健康造成如此大的危害,因此,控制食源性致病微生物污染需从食品生产、加

工、储藏、销售以及消费的各个环节着手,即控制农田到餐桌的全部过程。防止或减少动物和植物携带致病菌应是降低其对原料食品污染及对环境污染的关键控制点。理想的办法是从动植物的源头根除致病菌,或最大限度地防止其传播。其次,在食品生产流转的各个环节必须采取有效消毒措施,尽量减少、消除或杀灭病原微生物。1994 年,我国颁布《食(饮)具消毒卫生标准》[221]、《食品工具、设备用洗涤卫生标准》[222]和《食品工具、设备用洗涤消毒剂卫生标准》[223],2005 年卫生部发布《餐饮业和集体用餐配送单位卫生规范》[224],对食(饮)具和食品加工场所提出了消毒卫生要求。

1. 食品加工场所的清洁消毒

食品加工场所的清洁是重要的消毒措施,用机械的方法除掉物体上污染的微生物(如水、空气、人和物品表面),虽不能将微生物杀灭,但可以大大减少其数量,常用的方法有冲洗、刷、擦、通风和过滤等。日常清扫时,为防止微生物随尘土飞扬,应以湿时清扫为宜。生产加工的地面、墙壁、天花板、窗台等,包括所使用的机械设备、工具、容器等,可使用含氯消毒剂、二氧化氯或 75% 乙醇进行消毒。

2. 食品的清洗消毒

清洗消毒是防止食品污染的主要措施。清洗的方法多用于生鲜食品的表层处理。实验证明,蔬菜与水果经过清水洗涤后,可以将其表面的大部分微生物除去。但用水必须符合生活饮用水卫生标准的要求,防止二次污染。如果在清洗用水中加入适量的含氯消毒剂,则可以增强去除微生物的效果。鸡肉加工厂生鸡肉胴体制品可用 100 mg/L

过氧乙酸溶液浸泡 30 min 以上进行消毒,因为过氧乙酸易分解,生成物为氧气与乙酸,故消毒后不会在鸡肉上残留有害物质。对接触食品的所有物品应清洗干净,凡是接触直接入口食品的物品,还应在清洗的基础上进行消毒。一些生吃的蔬菜与水果可以采用过氧乙酸或含氯消毒剂处理。需要熟制加工的食品应烧熟煮透,尤其是动物性食品除在烹饪前需洗干净,其加工时食品中心温度应不低于 70℃。

3. 食品工、用具的清洗消毒

使用的洗涤剂、消毒剂应符合《食品工具、设备用洗涤卫生标准》[222]和《食品工具、设备用洗涤消毒剂卫生标准》[223]的要求,消毒后的工用具、餐饮具应符合《食(饮)具消毒卫生标准》[221]规定。

(1) 食品工、用具的清洗:食品加工单位(包括餐饮业、食堂)的餐饮具、工用具等在使用后必须进行彻底的清洗。在清洗时,应注意提高餐饮具、工用具的洁净度,因此,在消毒之前应采用洗涤剂洗涤,然后用净水冲洗,冲掉餐饮、工用具内外附着的残渣、油腻及洗涤剂。

采用手工方法清洗的应按以下步骤进行:①刮掉沾在餐饮具、工用具等表面上的大部分食物残渣、污垢;②用含洗涤剂溶液洗净餐饮具、工用具等表面;③最后用清水冲去残留的洗涤剂。

洗碗机清洗按设备使用说明进行。餐具表面食物残渣、污垢较多的,应用手工方法先刮去大部分食物残渣、污垢后,再进入洗碗机清洗。

(2) 食品工用具的消毒:物理消毒方法包括红外线(120℃保持 10 min 以上)、蒸汽和煮沸(100℃保持 10 min

以上)等热力消毒方法以及洗碗机消毒(水温控制 85℃,冲洗消毒 40 s 以上)。

化学消毒方法常用的消毒剂如下:①含氯消毒剂,包括漂白粉和漂粉精(主要成分为次氯酸钙)、次氯酸钠、二氯异氰尿酸钠(优氯净),可用于环境、操作台、设备、餐饮具、工用具等的消毒。②二氧化氯,使用范围同含氯消毒剂,因氧化作用极强,应避免接触油脂,以防止加速其氧化。③碘伏,可用于手部消毒。④季铵盐类消毒剂,可用于物体表面和手部消毒。⑤75%乙醇,可用于手部或操作台、设备、工用具涂擦消毒。化学消毒后的餐饮具应用净水冲去表面的残留消毒剂。

4. 从业人员洗手消毒

(1) 洗手:在食品操作过程中,手与其他物品接触的机会最多,因而手部皮肤上存在的细菌无论从种类上还是数量上,都较身体其他部位要多。污染手指的细菌与食品安全有关的主要是金黄色葡萄球菌和肠道致病菌。金黄色葡萄球菌在人的鼻腔分布较多,因而当手接触鼻部或鼻涕时,手指必然受到鼻腔细菌的污染。而肠道致病菌大多来自粪便,最常见的问题是大便后手的污染。因此,洗手是食品从业人员确保食品安全最基本的要求。工作开始前、大小便以后、休息以后、打电话后、接触生制品及不干净的容器、接触包装材料之后等都要洗手。另外,在头发、鼻腔、口腔、耳朵等处也有很多细菌,所以在工作时要对从业人员的无用行动(可能导致污染)加以限制,养成良好的卫生习惯。

(2) 手消毒方法:清洗后的双手用 3~5 ml 手消毒剂充

分揉搓 1 min。

5. 服装和个人卫生

食品生产过程中为预防工作服及其他外用品污染食品,要有专门设备存放工作服、帽,并禁止穿工作服进厕所或离开生产加工场所,为防止头发及头屑落入食品中,应有清洁的帽子。为防止唾液、鼻涕污染食品,加工场所应要求戴口罩,工作衣帽应由专人清洗消毒。在车间或卫生间出口处可设靴(鞋)消毒池或垫,消毒垫和消毒池可使用有效氯浓度为 100 mg/L 的消毒液,一般 4~6 h 更换并重新配制,现用现配。经过消毒池或消毒垫时,双脚必须踏过池中的消毒水或踩消毒垫时双脚必须踩碎步踏过,确保对鞋底的消毒。每次上卫生间、鞋接触污物、进车间时都须消毒。车间入口设风浴,便于服装消毒。

6. 裸露食品直接接触的表面消毒

应确保与裸露食品直接接触的表面(加工设备、加工台面、输送装置、直接接触食品的加工工具、容器、包材、手、手套、工作服等)的清洁度,防止交叉污染,保证食品安全。搬前可用 75%乙醇喷洒或擦拭表面进行消毒;搬后,能拆洗的部分进行拆洗、浸泡、消毒;不能拆洗部分先用工具清理表面残渣,然后用清水擦拭干净,最后用消毒液擦拭或喷洒表面消毒[24]。

(四)我国对食品用消毒剂原料的规定

卫生部于 2010 年 1 月印发《食品用消毒剂原料(成分)名单》(2009 版)[225],要求食品消毒剂应当符合《传染病防治法》等法律法规、标准和技术规范的要求,不得使用名单之外的原料;在卫生部食品相关产品新品种行政许可规定公布实施前,如需使用名单之外的原料,应当按照《消毒管理办法》及《健康相关产品卫生行政许可程序》申报消毒剂新产品。

在该名单中包括含氯类、含溴类、过氧化氢、过氧乙酸、二氧化氯、季铵盐类、胍类、聚维酮碘、臭氧及臭氧水、酸性氧化电位水、癸酸、壬酸、辛酸、单过硫酸氢钾复合盐、六亚甲基四胺、三氯羟基二苯醚(三氯生)、乙醇、异丙醇、氮化硼、丁二酸、硅胶、硫酸、硫酸钴、硫酸镁、硫酸氢钠、氯化钠、木质素磺酸钠、硼砂、硼酸、偏硅酸钠、氢氧化钠、壬基酚聚氧乙烯醚、十二烷基苯磺酸钠、十二烷基磺酸钠、十二烷基硫酸钠、十五烷基苯磺酸、羧甲纤维素等。

(五) 食品行业消毒展望

1. 研究并推广绿色环保的消毒方法

含氯消毒剂仍是目前我国食品加工和餐饮行业的主要消毒方法。在全球关注食品和环境安全的当今,应研究并推广食品行业绿色环保的消毒技术和方法。物理消毒方法(如湿热、干热、红外线、微波等)是首选的方法,应加速对规模化、自动化物理消毒技术的研究和开发。在化学消毒方面,应选择对人、环境和食品安全的过氧化氢、过氧乙酸、二氧化氯、脂肪酸(癸酸、壬酸、辛酸)等消毒方法。以上消毒产品虽都有生产,但用于食品行业使用仍需进行二次开发并有政策引导。

2. 修订与完善食品行业消毒卫生标准

我国虽然已有一些食品行业的消毒卫生标准,但还是在 1994 年发布的,已不能适应目前的发展,消毒与效果评价方法陈旧,需要尽快修订。此外,可以制定一些先进的卫生标准,如食品用消毒剂的安全使用规范、消毒剂残留的安全限值等。

四 托幼机构消毒

(一) 发展历史

学龄前幼儿处在生长发育的关键时期,免疫功能尚不完善,是多种疾病特别是传染病的易感人群。托幼机构是幼儿聚集的场所,社会敏感性强、关注度高。全国和上海市公共卫生突发事件报告的资料显示,托幼机构亦是发生公共卫生突发事件的重点场所,托幼机构内传染病的暴发易引发托幼机构外乃至社区、社会的传染病暴发和流行,托幼机构成为感染控制的重点行业。

上海从 20 世纪 60 年代后期,在全国率先开展托幼机构消毒质量监测。通过监测托幼机构预防性消毒质量,检测儿童活动室和卧室空气细菌菌落总数,以及玩具、餐饮具、熟食盛器、毛巾、桌椅、手、嬉水池等重点环节细菌菌落总数、大肠菌群和致病菌,测定使用中消毒液有效成分含量和含菌量,确定消毒效果。监测托幼机构感染性疾病发生与续发情况,发现感染危险因素,为感染控制重点行业预防性消毒工作提供技术指导,进一步提高消毒质量。对疾病预防控制机构和托幼机构等开展经常性业务培训,提高托幼机构消毒与感染控制工作质量,更好执行标准、规范与卫生行政部门的规定。

在20世纪70年代,上海市卫生局发布《上海市托幼机构消毒隔离工作常规》,并分别于80年代和90年代依据卫生部《消毒管理办法》第一版和第二版进行了修订。1998年,发布了上海市地方标准《托幼机构环境、空气、物体表面卫生标准》,并于2004年进行了修订[63]。

2009年起,为进一步加强托幼机构消毒隔离工作,及时掌握幼儿感染症状及传染病发病与流行情况,有效控制传染病在托幼机构内的传播和流行,制订并发布《上海市托幼机构幼儿感染症状监测方案》和《上海市托幼机构传染病发病周报方案》,对托幼机构传染病发病和幼儿感染症状进行监测和周报。

随着托幼机构卫生及疾病防控工作的不断细化,对相关信息"质"与"量"的要求日益提高,2010年上海市近1600所托幼机构正式使用"上海市中小学校及托幼机构因病缺课缺勤网络直报系统"。托幼机构每日通过虚拟专用网(VPN)上报幼儿和工作人员缺课缺勤、症状和疾病相关信息,重点监测发热、上呼吸道症状、腹泻、传染病、伤害等发生情况。利用计算机系统,对数据进行统计分析,定期向托幼机构、社区和相关部门发布疾病、症状和伤害信息及防控建议。随着托幼机构使用VPN覆盖率和数据质量的不断提高,将进一步对数据进行挖掘,结合地理信息系统(GIS),建立预测预警模型,及时发现可能发生的突发公共卫生事件并发出警报,以采取有效应对措施。

(二) 现行消毒标准和规范

目前本市适用的有关托幼机构的消毒隔离和感染控制的法律法规、规范性文件和相关标准有:《中华人民共和国传染病防治法》(2004 年)[55]、《国家突发公共卫生事件应急预案》[226]、《国家突发公共卫生事件相关信息报告管理工作规范(试行)》[227]、《托儿所幼儿园卫生保健管理办法》[228]、《疫苗流通和预防接种管理条例》[229]、《学校和托幼机构传染病疫情报告工作规范(试行)》[230]、《上海市托幼机构消毒隔离工作常规》[231]、《上海市托幼机构卫生保健制度》[232]、《托幼机构传染病报告和意外事故报告办法》[233]、《上海市托儿所幼儿园卫生保健管理实施细则》[234]、《上海市托幼机构合格保健室标准》[235]、《托幼机构保育工作常规》[236]、上海市地方标准《托幼机构环境、空气、物体表面卫生要求及检验方法》[63]等。国家标准《托幼机构消毒卫生要求》已进入报批阶段,即将颁布。

手足口病作为托幼机构内最常见的传染病,自从 2008 年安徽阜阳暴发手足口病疫情后,卫生部和上海市近年来陆续颁布了多个关于托幼机构内手足口病防控的文件,其中重要的有:《手足口病预防控制指南》[237]、《卫生部关于将手足口病纳入法定传染病管理的通知》[238]、《关于加强本市手足口病防治工作的通知》[239]、《关于加强托幼机构手足口病防治工作的通知》[240]、《上海市托幼机构手足口病预防控制指南(试行)》[241]等,指导托幼机构做好手足口病的预防控制。

(三) 消毒质量监测情况

为全面掌握托幼机构中消毒工作开展情况,及时发现托幼机构消毒工作的薄弱环节,强化消毒管理,提高消毒工作质量,对托幼机构开展常规消毒效果监测。

1. 消毒质量监测项目

监测项目为托幼机构室内空气、环境物体表面、工作人员手的细菌总数和致病微生物,餐饮具的细菌总数、大肠菌群和致病微生物,嬉水池的细菌总数和总大肠菌群,使用中的消毒液的细菌总数。监测方法、结果判定和评价标准参照卫生部《消毒技术规范》[1]和上海市地方标准《托幼机构环境、空气、物体表面卫生标准》[63]。

2. 消毒质量监测情况

(1) 总体情况:2006～2010年上海市托幼机构消毒质量监测总体情况表明,托幼机构消毒质量合格率总体水平逐年提高,依次为98.60%、98.11%、98.63%、98.80%和98.90%;市区托幼机构的消毒质量平均合格率在98.68%～99.40%,郊区托幼机构的消毒质量平均合格率在97.26%～98.57%。除2006年之外,其他年份市区消毒质量均好于郊区(表2-7)。

表2-7 上海市托幼机构不同年度消毒质量监测结果

年份	托幼机构数	监测份数	平均合格率(%)		
			全市	市区	郊区
2006	1 328	13 672	98.60	98.68	98.55
2007	1 363	13 884	98.11	99.26	97.26
2008	1 359	11 481	98.63	99.16	98.04
2009	1 458	18 817	98.80	99.13	98.57
2010	985	13 499	98.90	99.40	98.56

(2) 不同监测对象消毒质量情况:6 项监测对象中,使用中的消毒液和环境物体表面合格率较高,其余依次为空气、餐饮具表面、工作人员手和嬉水池(表 2-8);除 2007 年嬉水池的监测合格率有较明显偏低外,其余均保持在较高水平(图 2-1)。

表 2-8 上海市托幼机构不同对象消毒监测结果

监测对象	监测份数	合格份数	平均合格率(%)
室内空气	8 846	8 736	98.76
餐饮具表面	19 095	18 703	97.95
环境物体表面	22 293	22 037	98.85
工作人员手	14 452	14 083	97.45
使用中的消毒液	7 395	7 386	99.88
嬉水池	105	102	97.14

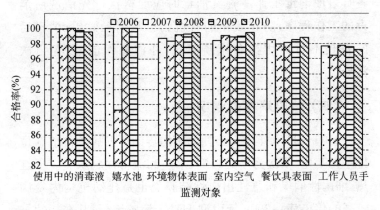

图 2-1 上海市托幼机构不同对象消毒质量年度分布图

3. 存在的问题

近5年的监测结果表明,上海市托幼机构卫生消毒质量整体情况较好,消毒措施落实基本到位,监测消毒质量合格率均大于97%,保持在较高水平;市区明显好于郊区。但托幼机构消毒仍然存在薄弱环节,工作人员手和幼儿嬉水池卫生质量时有波动。

工作人员手的消毒合格率最低,主要原因是部分工作人员尚未能掌握正确的洗手方法,手消毒剂的使用尚需进一步规范,尽可能减少和避免交叉污染。

嬉水池水的卫生质量偏低,主要是由于本市拥有嬉水池的托幼机构数较少,每年监测的样品数偏少,5年共监测样品105件,个别托幼机构的消毒不合格对总体合格率的影响较大。

餐饮具表面的消毒合格率也相对较低,需进一步加强餐具表面消毒工作。餐具消毒时应严格执行先清洗后消毒的工作程序,防止残留的有机物影响消毒效果;消毒后的餐具不可再用抹布重新擦拭,并注意保洁,以免再次污染。

(四) 传染病发病情况

2006~2010年上海市托幼机构传染病发病顺位前3位排序无变化,依次为手足口病、水痘和流行性腮腺炎。猩红热、细菌性痢疾和急性出血性结膜炎也是托幼机构内发病较高的传染病。2009年甲型H1N1流感流行,其在托幼机构传染病发病顺位上升至第5位(表2-9)。

表 2-9 2006～2010 年上海市托幼机构传染病排名前 5 位情况

顺位	2006年	2007年	2008年	2009年	2010年
1	手足口病	手足口病	手足口病	手足口病	手足口病
2	水痘	水痘	水痘	水痘	水痘
3	流行性腮腺炎	流行性腮腺炎	流行性腮腺炎	流行性腮腺炎	流行性腮腺炎
4	猩红热	猩红热	猩红热	急性出血性结膜炎	急性出血性结膜炎
5	细菌性痢疾	急性出血性结膜炎	细菌性痢疾	甲型H1N1流感	猩红热

2009年3月1日起上海市77家托幼机构开展幼儿感染症状监测,监测的感染症状为发热、上呼吸道、腹泻、呕吐和皮疹,同时对幼儿因病缺勤进行报告。2009～2010年监测结果显示,托幼机构幼儿发热、上呼吸道症状以及幼儿缺勤的波动趋势与传染病发病基本一致;皮疹症状在下半年呈下降趋势,原因与手足口病流行特征有关,秋冬季节手足口病发病率低,皮疹症状相应下降;秋冬季节接触性过敏减少,也可能导致皮疹减少。新学期刚开学时,各种症状和因病缺课率几乎均有不同程度的上升,需进一步关注。

(五) 国内外消毒隔离与感染控制比较

1. 消毒卫生要求

(1) 国外托幼机构消毒卫生要求

1) 被污染后清洗清洁流程规定细致:①配置清洁消

毒剂时,强调个人防护用品的穿戴,确保有足够的通风(打开门窗)。②对体液和血液等的处理,强调切勿用拖把清理。体液和血液溅出时,身体部位应立即用肥皂和温水洗净并用一次性纸巾擦干,物体表面应立即用肥皂和水清洗并消毒。接触过污染的洗衣物或设备或体液其他潜在暴露时均应洗手。③提出不应将漂白剂直接作用在尿液或呕吐物溅出液上。④因儿童便椅难以清洗和有效卫生清洁,不推荐在儿童看护机构使用。如果使用,应采用塑料或类似的合成材料产品,不可使用木质的儿童便椅。⑤清洁设备应分别针对区域(如厨房和卫生间)用不同的颜色编码;清洁桶应在每次使用后用温水和清洁剂清洗,充分干燥后颠倒储存;强调抹布应一次性使用,每次清洗工作结束后丢弃,不同领域(如厨房和厕所)的抹布应单独使用;海绵可滋长细菌,不应使用;拖把应在每次使用后用温水和清洁剂清洗,拧干并将拖把头向上干燥储存。

2) 提出使用飞溅工具包(spillage kit):①建议所有需要用来清洁血液与体液飞溅物的物品集中在一起,并放在指定的安全地点(即上锁),所有员工均可以拿到。②飞溅工具包内应包括一次性塑料围裙、一次性手套、黄色塑料医疗废物袋、去污剂、家用漂白剂、一次性纸巾、塑料桶/碗等。

3) 对于污染衣物的处置:无论是病人(儿)或急救人员,其衣物都可能被血液或体液污染。衣服应尽快替换,置于塑料袋中,交由儿童带回家并建议父母清洗。用洗衣机清洗时应分开单独清洗,并采用预洗和热洗。

4）环境清洁：不建议在日常环境清洁中使用消毒剂。有书面的区域清洁流程，确保彻底清洗和干燥。出现体液等溢出时，应按相关要求使用漂白剂。

5）提出卫生清洁（sanitizing）的概念

清洁（cleaning）：是去除表面污垢、泥土的过程，包括类似扫地、吸尘，随后用去污剂和水清洗，再用清水冲洗。

卫生清洁（sanitizing）：可以减少物体表面上致病细菌的数量。卫生清洁剂，如稀释的漂白剂、季铵盐化合物，可用于食品器具、奶嘴和物体表面。

消毒（disinfection）：是指通过高热或商品化的杀菌剂杀灭大多数病原体。

6）洗手：①正确洗手需使用肥皂和流动水并强调使用温水。②可进行手卫生清洁，但并不认为其比流动水和皂液有效。当发生明显污染时，手卫生清洁并不合适。③含乙醇的洗手液不适合孩子，成人限制使用。含乙醇的洗手液应保存在儿童无法接触到的地点。如果儿童必须使用含乙醇的洗手液（手上无可见污染、洗手设施不方便使用），须有成人监督用量并帮助儿童搓揉双手。

7）国外儿童看护机构中对于养护宠物也提出了要求：动物可能携带感染的病原菌，因此接触过动物应洗净双手。动物的笼舍应清洁并远离食品区。动物垃圾应该定期处理，并置于儿童接触不到的地方。爬虫类动物易携带沙门菌，不适合作为托幼机构内的宠物饲养。

（2）我国托幼机构消毒卫生要求

1）托幼机构应建立消毒隔离制度，对托幼儿有关的场所和托幼儿所能接触的物体表面按要求进行消毒工作。消毒工作分为预防性消毒、一般消毒、特殊消毒。但是对消毒或清洁工作的流程没有明确具体规定。

2) 消毒工作应使用具有有效卫生许可的消毒药械。具体消毒对象、使用浓度与作用时间须按经批准的消毒产品使用说明书。

3) 营养室揩布与清洁工具要专用,但没有提出推荐用一次性抹布。桌面、餐具橱保持清洁,食具做到一餐一消毒。营养室的消毒设施设备专门用于餐饮具等清洗消毒,做到一用一消毒。专用备餐间内消毒液至少每天更换一次,并达到有效消毒浓度。室内安装紫外线杀菌灯,功率应不小于 1.5 W/m³,安装高度以距离地面 2 m 为宜,每天至少定时消毒一次,每次消毒时间不少于 30 min。

4) 发生传染病时,医学观察期间,发病班级的物品必须与其他班级分开进行消毒和保存,根据不同传染病对易污染的物品或环节要加强消毒。

2. 对化学消毒剂暴露和安全防护的要求

(1) 国外对化学消毒剂暴露和安全防护要求

1) 个人防护要求严格:①当有血液或体液溅出的风险时,必须穿戴一次性无粉乙烯手套或乳胶手套以及一次性塑料围裙,如果对乳胶过敏,则选择一次性无粉乙烯手套。②如果溅出物有可能溅出到脸上,应佩戴护目镜。③当处理化学清洁剂时,应正确使用个人防护用品。

2) 尤其强调使用一次性手套和一次性围裙的使用:①建议值班人员佩戴一次性手套,这种简单的做法可以防护血液传播的风险。②在接触血液或体液时,任何有皮肤病灶,尤其是有割伤和擦伤时,应覆盖防水敷料或一次性手套。③摘除手套后应彻底清洗双手。

3) 部分要求和规范与医疗机构接近:①使用利器盒。碎玻璃不应该用手拿起,即使是戴着手套。应使用纸质铲或塑料铲,并将碎玻璃安全地放入利器盒。利器盒应放在儿童够不着的地方。②废弃物分类管理,分别为黑色家庭废物袋和黄色医疗废物袋。使用后的纸巾、一次性抹布、手套和围裙等废物弃于黄色医疗废物袋,将袋口打结封包。医疗废物的收集和处置应联系当地的环境卫生署安排或由经注册的废物收集者移走。所有医疗废物袋的收集量不应超过2/3,保存在一个专用的、安全的地点等待的收集。

(2) 我国对化学消毒剂暴露和安全防护要求:规范中较少提及。近年来,上海市对于托幼机构保健老师培训时提出以下要求:①进入观察(隔离)室的工作人员必须穿专用工作服,出室时脱下挂在固定处,并做好手的消毒。②消毒液应在通风良好的场所配制,在配制消毒液与进行消毒时,应穿戴工作(防护)服、帽、鞋、口罩、橡胶或乳胶手套、防护眼镜。③操作时避免消毒液与皮肤、黏膜直接接触,一旦接触应立即用大量水冲净。④消毒完毕,脱去防护用品,进行手的清洗消毒。

3. 国内外消毒方法、剂量、频率和对象等方面的异同

详见表2-10。

表 2-10 国内外消毒隔离与感染控制的比较

对象	国内			国外		
	预防性消毒	一般消毒	特殊传染病消毒*	清洁(clean)	卫生清洁(sanitize)	消毒(disinfect)
物表	1. 含250 mg/L有效氯消毒剂擦拭或浸泡 20 min 2. 季铵盐类消毒剂擦拭或浸泡,按使用说明	1. 含500 mg/L有效氯消毒剂擦拭或浸泡 30 min 2. 季铵盐类消毒剂擦拭或浸泡,按使用说明	含1 000 mg/L有效氯消毒剂擦拭或浸泡1 h	去除表面污垢	1. 50 ppm(50 mg/L)有效氯消毒剂浸泡 1 min 2. 220 ppm季铵盐类消毒剂擦拭、浸泡或按使用说明。通常1 min,或按使用说明	高热或使用商品化的杀菌剂,按使用说明
手	肥皂流动水	1. 手消毒剂按使用说明 2. 碘伏或季铵盐类消毒剂,按使用说明	含5 000 mg/L有效碘消毒剂擦拭 1~3 min		肥皂、流动水（温水）	不推荐

续 表

对象	国内			国外		
	预防性消毒	一般消毒	特殊传染病消毒*	清洁(clean)	卫生清洁(sanitize)	消毒(disinfect)
空气	1. 开窗通风,每日2~3次 2. 紫外线消毒,1.5 W/m³,作用30 min	1. 紫外线消毒,1.5 W/m³,作用1 h 2. 1 g/m³ 过氧乙酸(每立方米需15%~20%过氧乙酸原液5~7 ml)加热密闭熏蒸 2 h 3. 0.5%过氧乙酸(8 ml/m³)气溶胶喷雾消毒,密闭熏蒸 30 min	1. 3 g/m³ 过氧乙酸(每立方米需15%~20%的过氧乙酸原液15~21 ml)加热密闭熏蒸 2 h 2. 2%过氧乙酸(8 ml/m³)气溶胶喷雾消毒,密闭熏蒸 1 h	开窗通风,加强机械通风		

* 特殊传染病是指手足口病、病毒性肝炎、结核、艾滋病、炭疽、脊髓灰质炎等传染病。

(六) 托幼机构消毒与感染控制展望

1. 修订托幼机构消毒与感染控制工作规范

近年来,有关托幼机构的消毒隔离和感染控制的法律法规、规范性文件和相关标准,除了 2010 年《托儿所幼儿园卫生保健管理办法》、2006 年《学校和托幼机构传染病疫情报告工作规范(试行)》和即将要颁布的国家标准《托幼机构消毒卫生要求》外,其余颁布时间都在 5 年以上,其中还有相当一部分是 20 世纪 90 年代甚至 80 年代制定的。随着社会的发展和学前教育三年行动计划的实施,对托幼机构保育工作的内涵认识也应不断深化,有些标准难以适应当前的传染病防控要求和保健工作要求,需尽快予以更新。

2. 关注弱势群体,加强对无证幼儿园的管理

除了常规的托幼机构外,还存在着特殊儿童看护点和聋哑儿童看护点等弱势群体儿童聚集的地方。尤其是随着城市建设的需要,农民工大量涌入城市,农民工学龄前同住子女的看护问题也日益突出。这些看护点卫生条件差、人员流动性强、师资来源杂、幼儿卫生习惯差,更容易造成集体感染和疾病的暴发,影响幼儿的身心健康和看护点的正常秩序,也关系到卫生公平和教育公平,甚至关系到和谐与稳定。然而,这些看护点和幼儿园常常管理职责分工不清,各层面的管理比较混乱,甚至属于无证幼儿园,给传染病防控与消毒隔离监管工作带来了新的问题。需要多部门之间加强合作和沟通,群策群力,尽快出台科学、合理、切实可行的看护点消毒隔离工作要求和规范,提供强有力的技术支持,加强无证幼儿园的管理,保障弱势群体幼儿的身心健康。

3. 加强托幼机构消毒与感染控制工作的技术支持

每年都有不同的部门组织对托幼机构保健老师、保育员等卫生消毒专业人员进行有关卫生保健和消毒隔离以及传染病防控的培训,但是实际工作中仍存在问题,需进一步研究和解决。

(1) 关于手卫生,尤其是托幼机构保健老师晨检手消毒剂的选择:虽然目前托幼机构保健老师都严格进行晨检,但绝大部分托幼机构保健老师晨检时的手消毒是用主要成分为乙醇的快速手消毒剂。托幼机构最常见的传染病为手足口病,EV71病毒对这类消毒剂不敏感;含氯消毒剂对皮肤刺激性强;碘伏存在"黄染"特点。因此,保健老师在手足口病流行期间晨检时,手卫生常常会面临难以选择适当手消毒剂的尴尬。

(2) 晨检和观察室的格局需科学设置:在对托幼机构进行日常指导和督导时发现,有相当部分托幼机构,尤其是市区托幼机构的隔离室或观察室的建筑布局受硬件条件的限制,不尽合理。隔离室和观察室是作为疑似传染病患儿临时隔离观察时用的,对于托幼机构做好传染病早隔离工作起着重要作用,应相对独立,不得设在紧靠教室和营养室的房间及儿童易到达的场所,并且应与保健室分门进出。部分托幼机构进行晨检工作的场所与幼儿入园洗手的地方相隔较远,或存在绕行的情况。保健老师在幼儿集中来园时无法观察到幼儿是否已进行过洗手,从而导致会出现幼儿来园后未经过洗手就晨检的情况,易引起交叉污染。

(3) 防止"过度"消毒,推进"环保"消毒:近年来,手足口病、甲型H1N1流感等传染病频发，托幼机构的传染病防控工作引起广泛重视。消毒作为消除传染源、切断传播途径的有效方法，在托幼机构传染病防控工作中发挥着重要作用。然而，过分的重视消毒反而会引起消毒过度，甚至会出现"空气中没有漂白粉的味道，就是消毒工作没有做好"的论调。目前，托幼机构最常用的化学消毒剂为含氯消毒剂，含氯消毒剂对物品有腐蚀作用、对人体有刺激作用。含氯消毒剂使用的浓度越高，越容易引起幼儿的刺激反应，长期使用会给幼儿造成伤害。托幼机构中化学消毒剂的使用一方面要做到"合理、科学"，另一方面要积极推进环保型消毒剂的应用，降低其成本，提高其性能，简化使用步骤，使其成为托幼机构传染病防控的"好帮手"。

五 公共场所消毒

公共场所是人类生活环境的重要组成部分，是公众从事各种社会活动的场所，具有人群流动性大、密度大、人员复杂、用品用具公用等特点，做好公共场所的消毒工作，直接关系到能否有效预防和控制传染病在公共场所中的发生和流行。

（一）公共场所消毒现况

1. 游泳池水的消毒

游泳池、水上娱乐场、休闲温泉已越来越成为人们娱乐、休闲的重要场所。游泳池对于大部分人来说，是很好的健身、娱乐场所。但国内外研究表明,经游泳池水传播的疾病已越来越多地危及人们的身体健康。美国20世纪90年代末暴发的数起游泳后腹泻病,国内也有报道游泳后淋病感染的事件。泳池可能传播肝炎、性病、红眼病、急性眼结膜炎、埃可病毒胃肠炎、尿道炎、原发性阿米巴脑膜脑炎、病毒性上呼吸道感染已得到证实。游泳池水消毒是预防控制感染性疾病的重要手段。

目前,大部分游泳池采用以氯为主的消毒方式,配置池水循环消毒设施,设置强制性浸脚消毒池。其中使用的含氯消毒剂有液态氯、无机氯、有机氯和二氧化氯4种。由氯气液化得到的液体,有效氯的含量近100%,通常用于大型的商业泳池。但由于应用危险性大,目前在人群集中的游泳场所已近乎禁用。漂精粉、漂白粉精等次氯酸钙类消毒剂由于价格低廉,仍在部分游泳池中使用。但由于性质不稳定,常会影响实际消毒效果。二氯异氰尿酸钠和三氯异氰尿酸以其稳定性好、有效氯量高、使用方便、抗紫外线性能较好而受到欢迎,目前已有相当多的游泳池使用三氯异氰尿酸作为游泳池水消毒剂。二氧化氯、臭氧、含溴消毒剂虽有对环境影响小等优势,也在部分游泳池中使用,但由于价格较高、购买使用不便等多种因素,还未广泛推广。

从近几年上海市游泳场所消毒状况和抽检情况看(表2-11,表2-12),游泳池水质合格率一直保持在较高水平,硬件设施日趋完善,管理制度逐步健全。但不同类型游泳场所卫生管理水平仍存在较大差异。体委、学校等部门下属游泳场所的卫生自律、卫生管理水平相对较高,而小区会所等的卫生管理水平相对较低。

表 2-11　2006~2010 年上海市游泳场所消毒状况

年份	池水消毒记录合格率(%)	池水循环消毒设备合格率(%)	浸脚消毒池合格率(%)	有消毒产品许可批件合格率(%)
2006	97.7	99.7	91.8	91.1
2007	91.8	99.1	89.3	84.3
2008	86.8	98.0	86.9	92.9
2009	93.5	96.1	94.3	97.8
2010	79.7	98.3	94.8	90.5

表 2-12　2006~2010 年上海市游泳场所水质抽检情况

年份	细菌总数合格率(%)	大肠菌群合格率(%)	尿素合格率(%)	浑浊度合格率(%)	余氯合格率(%)	浸脚消毒池余氯合格率(%)
2006	96.9	99.4	82.4	100	91.4	—
2007	99.1	99.8	90.8	100	90.2	97.7
2008	97.9	99.4	84.6	100	85.4	97.0
2009	98.5	99.6	91.4	99.8	93.2	96.8
2010	98.4	98.5	83.9	98.7	88.2	97.4

2. 公共场所集中空调通风系统的清洗消毒

随着人们生活水平的提高,空调通风系统在日常生活中已起到越来越重要的作用,然而公共场所集中空调通风系统引起的军团菌病、过敏症、哮喘和病态楼宇综合征引起了社会的极大关注。2004 年对 60 个城市 937 家公共场所的集中空调进行抽查,属于严重污染的有 441 家,占抽检总数的 47.1%;中等污染的 438 家,占抽检总数 46.7%;合格的 58 家,仅占抽检总数 6.2%。由此认识到空调风道污染的严重性和进行空调清洗的必要性。

2003年国家标准《空调通风系统清洗规范》颁布,2006年卫生部发布《公共场所集中空调通风系统卫生管理办法》及配套的3个规范[242~244],规定了公共场所集中空调卫生管理要求和标准。几年来,本市的空调通风系统卫生状况逐年好转,特别是2008年,为配合北京奥运会和上海世博会举办,当地卫生行政部门发出了集中空调通风系统"清洗令",要求公共场所特别是大型公共场所限期对集中空调通风系统进行清洗,一定程度上提高了商场、宾馆空调系统的卫生整体水平。

集中空调的消毒方法目前还是以含氯或溴氯海因消毒剂为主。对新风机组、风机盘管部件等进行清洗后擦洗或浸泡消毒;对主风管的清洗消毒采用机器人进行清洗,然后用超低容量喷雾器进行风管内表面喷雾消毒,对支风管清洗消毒采用电动软轴刷清洗,然后用超低容量喷雾器进行风管内表面喷雾消毒;对循环水用二氧化氯等直接投放消毒。2006~2010年上海市集中空调通风系统抽检情况见表2-13。

表2-13 2006~2010年上海市集中空调通风系统抽检情况

检测指标	合格率(%)				
	2006年	2007年	2008年	2009年	2010年
送风中可吸入颗粒物	92.1	83.3	82.5	77.1	89.9
送风中细菌总数	71.3	83.6	76.2	83.3	86.2
送风中真菌总数	78.4	87.0	88.3	85.1	89.1
送风中β溶血性链球菌	100	100	100	95.5	100
风管内表面积尘量	83.5	88.3	88.5	87.5	89.1
风管内表面积尘的细菌总数	95.4	97.5	94.0	99.0	98.9
管内表面积尘的真菌总数	94.4	93.2	95.2	96.0	100

(二) 国内外公共场所消毒进展

1. 游泳嬉水池的消毒

目前的研究表明,游泳嬉水池中隐孢子虫、贾第虫、痢疾杆菌、沙门菌、大肠杆菌 O157:H7 等微生物感染的概率在逐年上升。2005 年 2 月,美国 CDC 专门召开了预防游泳场馆休闲水疾病消毒研讨会,讨论减少经过消毒的游泳休闲场所疾病传播的可能性。为此,美国建立《水产品卫生法典》(MAHC),设立了专门的委员会,以建立全美统一的管理标准、规范,同时督促游泳场馆休闲水业主遵守。美国 CDC 认为含氯消毒剂仍然是游泳休闲场所的主要消毒剂,较高的温度对消毒剂影响不大,但 pH 值高于 7.5 对消毒效果影响较大。美国 CDC 推荐 pH 值为 7.2～7.5,温度在 26℃ 左右的消毒浓度为:贾第虫的消毒浓度为有效氯 1 ppm 作用 45 min,2 ppm 作用 25 min,3 ppm 作用 19 min;隐孢子虫的消毒浓度为有效氯 1 ppm 作用 25.5 h,2 ppm 作用 25.5 h,3 ppm 作用 12.75 h。

2. 集中式空调通风系统的清洗消毒

国外从 20 世纪 80 年代初就开始重视中央空调的风道清洗。1992 年美国国家通风管道清洗协会(NADCA)制定了第一个建筑供热通风空调系统清洗的行业标准,此后日本(JADCA)、瑞典(RSVR)、英国(HVCA)等都相继制定了自己的建筑供热通风空调系统清洗的行业标准。2006 年,美国在 2005 年版基础上增加了对线圈的清洗方法,形成最新的空调系统清洗标准(ACR2006)。目前国外建筑通风空调系统已进入规范运行阶段。

我国集中空调通风系统清洗尚属起步阶段,卫生部于 2006 年 3 月正式颁布实施《公共场所集中空调通风系统卫生管理办法》和配套的 3 个规范,即《公共场所集中空调通风系统卫生规范》[243]、《公共场所集中空调通风系统卫生学评价规范》[244] 和《公共场所集中空调通风系统清洗规范》[245],用于指导公共场所集中空调通风系统的卫生管理和清洗工作。由于我国目前空调通风清洗专业人员缺乏,设备和技术尚不到位,加上人们的意识以及清洗收费的昂贵,使得集中空调通风系统清洗工作还在艰难的起步中。随着空调通风疾病越来越为大众所认识,执法力度的逐步上升,集中空调通风清洗行业将逐步规范发展。

(三) 公共场所消毒展望

1. 加速对集中式空调通风系统清洗消毒有效性和安全性的研究

美国 EPA 已注意到用于空调通风系统的消毒剂,并未专门提供对空调通风系统有效性和安全性的资料,由于用量大于其他场所,系统可将消毒剂播散至整个大楼,对应用者与大楼居住者存在潜在暴露与健康危害,消毒剂引起的健康问题比生物污染更大。2006 年 9 月,美国 EPA 在《用于空调通风系统(HVAC&R)抗微生物的注册注意草案》中[247],对空调消毒剂标签提出如下要求:需标明消毒对象表面的类型(无孔或多孔表面)和使用场所(HVAC&R 及其具体部件如过滤器、蒸发器、盘管、管道、冷凝器等),并需标明不得使用的对象;硬质无孔表面消毒剂用于 HVAC&R 系统消毒,需提供实际使用效果的方法与数据。美国 EPA

认为,目前尚无充分资料证实液体消毒剂能在有限的接触时间内有效用于 HVAC&R 系统的所有表面,绝大部分物体表面消毒剂均需进行预清洁,没有足够的预清洁将明显影响消毒效果。消毒剂在 HVAC&R 系统现场与长久使用条件下的抗微生物效果尚未进行很好的研究,目前尚无充分资料证实消毒剂能作为 HVAC&R 系统问题的控制与缓解的策略。

集中式空调通风系统的消毒确实存在难点,因为使用液体消毒剂不均匀、有死角,形成的水滴还具有腐蚀作用。使用气体或气雾消毒均匀、无死角,也不形成水滴、无明显腐蚀,然而现场不易密封。目前,集中式空调通风系统消毒的有效性和安全性被质疑。

2. 研究并推广绿色环保的消毒技术

含氯消毒剂仍是游泳池水消毒和空调通风系统消毒的主要方法。在全球关注环境安全的当今,应研究并推广绿色环保的消毒技术,如过氧化氢、过氧乙酸、二氧化氯等消毒方法,需要进行二次开发并有政策引导。

六　农牧业消毒

由于农牧业的高度集约化发展,消毒防疫工作在农牧业,尤其是畜牧业领域中逐步展现了其重要的价值。搞好消毒工作,对发展畜牧业生产,避免禽畜产品影响人的健康,促进经济发展具有十分重要的意义。

（一）农牧业用消毒剂的进展

20世纪50～70年代，消毒用品主要为一些初级产品，如氧化钙（生石灰）、草木灰、氢氧化钠（烧碱）、甲醛及高锰酸钾、复方酚消毒剂（来苏儿）等。虽然消毒效果较为确切，材料易得，但刺激性大（如甲醛），腐蚀性强（如烧碱），消毒时间长（如甲醛、烧碱），对人畜毒性大，不能带体消毒。

20世纪80年代，复方煤焦油酸溶液进入中国，国内消毒剂行业开始发展，出现了以复合酚为代表的国产消毒剂，此类产品刺激性较小，应用范围广，可带体消毒，价格较国外同类产品便宜。还有了环氧乙烷消毒方法，可用于污染皮毛的消毒处理。

20世纪90年代，出现了：①有机氯消毒剂：其中二氯异氰脲酸钠制剂以其广谱高效、稳定性好、性价比较高而被广泛应用。②季铵盐类消毒剂：刺激性小，抑菌作用强，早期得到广泛应用。随着疫病情日益复杂化，由于其杀菌谱较窄、杀灭力较弱而较少被使用。③二氧化氯消毒剂：具有优良的杀菌性能，且刺激性小，分解产物无毒无害。90年代末出现了一元二氧化氯，由于比二元产品使用更方便而被广泛应用。

到了21世纪，出现将不同的消毒因子复配而制成多种复合型消毒剂：①季铵盐与戊二醛复方制剂：对病毒和细菌均有很好的杀灭效果。②碘与酸等复方制剂：由碘、复合酸、表面活性剂等复配而成，对高致病性猪蓝耳病病毒（PRRSV）有效。③多因子新型环保消毒剂：由过硫酸氢钾复合物、有机酸、表面活性剂等复配而成,最终代谢产物主要为盐类和二氧化碳等,绿色、环保、安全。

当前,我国生产和使用最广泛的农牧业用消毒剂主要为复合酚类、碘类、复方季铵盐类和氯制剂四大类。

(二)我国农牧业用消毒剂生产现况

(1)规模小、专业消毒剂少:目前在400多家通过GMP验收的兽药企业中专业消毒剂生产不足10家。

(2)产品质量良莠不齐:由于相关监管体制的不完善,部分经营者利用监管机构的疏忽大意,使大量的劣质消毒剂流入市场,既破坏了原有的市场秩序,又给相关养殖单位造成了巨大的经济损失。

(3)生产厂家刻意夸大产品消毒效果:部分厂家为了迎合消费者心理、促进产品销量,刻意在产品外包装说明中夸大产品的消毒效果,甚至将自己的产品说成"万能药"。

(4)缺乏科学研究与评价方法:农牧业用消毒剂的研究涉及消毒学、兽医流行病学、环境卫生学和兽医微生物学等相关方面的知识,研究起来费时费力,且缺乏自己的评价方法,因而借鉴卫生部的《消毒技术规范》[1]。此外,一个消毒剂的问世要经过实验室研究、中试放大和临床等几个步骤,转化为产品的周期较长。因此,目前应用的许多消毒剂都是公共卫生部门、检疫部门研究的,缺乏专门针对兽用消毒剂的实验研究和评价方法。

(三)农牧业消毒中存在的问题

(1)未发生疫情不进行消毒:在畜禽养殖中,有时虽无疫情发生,但外环境存在病原体并可通过空气、饲料、饮水等途径入侵易感畜禽,引起疫情发生。因此,未发生疫情地区亦应进行消毒,防患于未然。

(2)消毒前不对环境进行彻底清除:由于养殖场存在大量的有机物,如粪便、饲料残渣、畜禽分泌物、体表脱落物,以及鼠粪、污水或其他污物,这些有机物中藏匿有大量病原微生物,并会消耗消毒剂的有效成分,影响消毒效果。

(3)已经消毒不会再发生传染病:尽管进行了消毒,但并不一定就能收到彻底消毒的效果,这与选用的消毒剂品种、消毒剂质量及消毒方法有关。就是已经彻底规范消毒后,短时间内很安全,但许多病原体可以通过空气、飞禽、老鼠等媒体传播,养殖动物自身不断污染环境,也会使环境中的各种致病微生物大量繁殖,所以必须定时、定位、彻底、规范消毒。同时结合有计划地免疫接种,才能做到养殖动物不得病或少得病。

(4)消毒剂气味越浓、消毒效果越好:目前国际上一些先进的消毒剂没有什么气味,相反有些气味浓、刺激性大的消毒剂存在消毒盲区,且气味浓、刺激性大的消毒剂对畜禽体呼吸道、体表等有一定的伤害,反而易引起呼吸道疾病。

(5)长期固定使用单一消毒剂:长期固定使用单一消毒剂,细菌、病毒可能对此产生抗药性,并可能使某种致病微生物大量繁殖。一般应轮换使用碘制剂、醛制剂、氯制剂、过氧化物、酚制剂。

(6)消毒剂使用不严格不规范:平时少用、不用或采用廉价产品,当发生疫情时又不计成本使用价格昂贵的进口产品。

(7)养殖单位和个人基本条件不足:养殖单位和个人不

具备检验消毒剂质量的条件、设施和相关人员,缺乏对不同种类消毒剂性能及使用方法的充分了解。

(8)缺乏消毒监督保障机制:特别是不了解消毒关键控制点、消毒效果的评判方法和标准等。

(四)我国农牧业消毒标准和规范

消毒工作对于预防传染病以及其他感染性疾病有非常重要的意义。随着我国集约化畜禽养殖业的迅速发展,养殖场及其周边环境的卫生防疫问题日益突出,现已成为制约我国农牧业进一步发展的主要因素之一。为防止环境污染,保障人、畜健康,提高农业和畜牧业整体经济效益,实现可持续发展,我国已先后颁布了以下消毒标准和规范。

(1)国家标准:《畜禽病害肉尸及其产品无害化处理规程》(1996年)[248]、《畜禽产品消毒规范》(1996年)[249]。

(2)农业行业标准:《高致病性禽流感无害化处理技术规范》[250]、《高致病性禽流感消毒技术规范》[251]。

(3)其他标准和规范:《畜禽养殖业污染防治技术规范》[252]、《高致病性禽流感疫情处置技术规范(试行)》[253]、《上海市高致病性禽流感疫情处置技术规范》[254]。

(五)农牧业消毒未来发展规划

1. 在农牧业发展过程中,应注意以下问题

一是重大动物疫病防控形势依然严峻。客观上,畜禽饲养量增大、流动性增强、病原微生物变异、抗生素滥用、耐药性细菌的大量产生,导致全球动物疫情此起彼伏;主观上,部分养殖场引进动物不申报,引进后不执行隔离观察制度,防御手段缺乏,治疗手段单一。这两点结合,而导致重大动物疫病防控工作面临的压力和风险不断加剧。另外,本市规模养殖场普遍技术力量缺乏,还未能满足畜牧业生产和疫病防控的需要,而散养户养殖设施简陋,卫生条件差,防疫任务更为艰巨。

二是畜产品质量安全隐患依然存在。兽药残留和违规使用添加剂等行为依然存在,畜产品质量检查检测体系建设还不完善。更有部分养殖场搞所谓的"预防性治疗",在自配饲料中随意添加抗生素等违禁药物,导致致病菌耐药性越发泛滥,普通药物治疗疾病周期增长,甚至无法治愈,疫病防控和食品安全问题日益成为影响建设和谐社会和维护人民日常生活需求的主要矛盾之一。因此,我们要重点加强养殖业的卫生防疫工作,尤其要重视环境卫生消毒,减少传染源,坚决抵制抗生素在防疫和饲料添加剂中的滥用,从而保证畜禽的健康生长,提高畜牧业整体经济效益,维护食品链的安全。

2. 尽快修订农牧业消毒相关国家标准

《畜禽病害肉尸及其产品无害化处理规程》和《畜禽产品消毒规范》两个国家标准都是在 1996 年发布的,其中的消毒方法和效果评价指标早已落伍,应尽早修订。

3. 研究和推广绿色环保的农牧业用消毒剂

随着经济贸易的全球化,动物疾病流行也呈现全球化,一些新的疾病的流行给畜禽养殖业造成了巨大损失。由于新型传染病疫苗的研究需要较长周期,因此预防控制新型传染病只能通过加强饲养管理和注重消毒等预防措施来实现。在这种形势下,研究新型、环保、安全的消毒剂显得十分必要。理想的农牧业用消毒剂应具有高效、广谱、作用迅速、活性长效、性质稳定、便于储运、抗有机物干扰、安全环保、成本适中等特点。新型高效复合型专用消毒剂也将成为未来研究的趋势,如宠物手术(器械)专用消毒剂、奶牛乳头专用消毒剂、种蛋专用消毒剂、SPF动物屏障设施专用消毒剂、疫苗灭活专用消毒剂等更加细化的专业实用型消毒剂的研究也会逐渐受到人们的关注。

对于人口稠密、公共场所人口流动性大的经济型特大城市,找到一种对环境伤害小、对人体无毒副作用、同时兼顾良好杀菌效果的新型消毒剂是消毒应用发展的新方向。

近年来随着生物技术领域的崛起,微生物及基因工程产业发展迅速,且相关抗菌报道逐年增加,为新型生物消毒剂领域提供了良好的思路。目前我国已在生物制药领域达到了国际领先水平,在此引领下,应当在生物消毒领域广泛推进生物消毒剂在农牧业领域上的研发与实践。

我国特别是上海目前已形成了基因工程技术产业化的良好氛围,各种具有抗菌活性的基因工程产品及天然产物提取物已越来越多的进入环境消毒、食品添加、医疗保健等多个领域。早在2000年初就有基因工程产物运用于消毒剂领域的产业化报道:"溶葡萄球菌酶"作为一种基因工程表达产物,具有广谱高效的杀菌活性,对诸如金黄色葡萄球菌、白念珠菌等致病菌以及农牧业危害严重的各类阴性菌都有很强的杀灭作用。以溶葡萄球菌酶作为主要成分,通过复配技术所开发的产品"溶葡萄球菌酶复合制剂"是已知化学农药和化学储藏剂良好的替代产品,且已可以大规模生产和使用。目前其系列产品已进入医疗保障体系,其中用于预防和治疗奶牛子宫内膜炎和乳腺炎的生物型新兽药也已成功获得农业部颁发的一类新兽药证书。该酶的产业化不仅填补了国内空白,而且在国际上也处于领先地位。它无毒、无副作用,生物相容性好,不仅契合了绿色农业的开发方向,而且也为我国在畜牧消毒领域指明了新的发展方向。

随着消毒标准不断的制定与完善,相信不久的将来生物消毒剂将越来越多的进入我们的日常生活,从根本上避免了化学消毒剂的污染和残留问题,并在一定程度上减少物理消毒方法的能耗问题,形成高效环保的全新消毒体系。这些具有自主知识产权的研发成果,将会引领农牧业进入一个崭新的安全、绿色、可持续的发展阶段。

七 生物安全与消毒

从 20 世纪 50 年代起,就不断有实验室感染甚至死亡的案例报道,病种涉及伤寒、结核、病毒性肝炎等常见传染病,也涉及埃博拉病毒这样高致病性传染病。2003~2004 年期间接连发生的 3 起实验室 SARS 感染,"生物安全"才引起足够重视。2003 年,新加坡环境卫生研究院实验室一名 27 岁研究生接触西尼罗病毒和 SARS 病毒交叉污染的研究样本而感染发病;2003 年,台北国防医学院预防医学研究所一名 44 岁男性研究员,在实验时不慎使 SARS 病毒污染了实验容器的塑料袋外部,随后在消毒过程中又污染了隔离衣,在脱隔离衣时受感染。2004 年,中国 CDC 病毒所实验室发生的 SARS 感染,是因为采用未经有效评价的病毒灭活方法并未按规定进行病毒灭活效果检测和质量控制,加之实验室安全管理不善、执行规章制度不严、技术人员违规操作、安全防范措施不力而导致。

在实验室操作过程中出现污染是不可避免的,切实搞好实验室消毒隔离防护是预防控制实验室感染的重要环节。但目前存在的问题是:多重视硬件投入而忽视软件建设;对从事的相关微生物了解不够,操作不够规范与熟练,造成事故或使污染加重、扩大;对消毒器械的原理和消毒剂性能、影响因素不够了解,选择方法不正确,使用不当,致使消毒失败;对污物和废弃物处理不当;缺少消毒效果监测,未能及时发现问题等。

(一) 国内外生物安全标准与规范

(1) 国外生物安全标准与规范:有世界卫生组织《实验室生物安全手册》(WHO,2004 年)[255]、国际标准《医学实验室——安全要求》(2003 年)[256]等。

(2) 我国生物安全法规、标准与规范:国务院《病原微生物实验室生物安全管理条例》[257]、国家认可委《医学实验室安全应用指南》[258]、国家标准《实验室生物安全通用要求》[259]和《生物安全实验室建筑技术规范》[260],以及卫生部《人间传染的病原微生物菌(毒)种保藏机构管理办法》[261]、《可感染人类的高致病性病原微生物菌(毒)种或样本运输管理规定》[262]、《临床实验室废物处理原则》[263]、《微生物和生物医学实验室生物安全通用准则》[264],国家环保总局《病原微生物实验室生物安全环境管理办法》[265],上海市卫生局《上海市一、二级病原微生物实验室生物安全管理规范》[266]等。

(二) 病原微生物实验室消毒方法

实验室的清洁区、半污染区和污染区应分别进行清洁、消毒处理。

1. 实验室空气

(1) 在无人情况下:可采用悬吊式或移动式紫外线杀菌灯直接照射,紫外线灯功率达到 1.5 W/m³,消毒时间每次不少于 30 min。

(2) 在有人情况下:普通实验室与二级及以下生物安全实验室可安装循环风紫外线空气消毒器,三级及以上生物安全实验室采用层流加高效过滤。

2. 生物安全柜

实验完毕,生物安全柜内所有物品(包括仪器设备)都应进行消毒并从生物安全柜内取出。采用有效的消毒剂(如75%乙醇或含有效氯1 000~2 000 mg/L的消毒溶液)擦拭台面、内壁和前后面玻璃,并开启紫外线灯照射30~60 min。消毒完毕,用清水去除残留消毒液,逐一关闭送风和通风设备。按照规定每季度对生物安全柜进行维护,每年对高效过滤器(网)泄漏进行检测。在检测或更换过滤器(网)前用甲醛或过氧乙酸熏蒸消毒,然后轻轻取下过滤器(网),装入专用密闭包装与容器内,容器外表面消毒后由专车运至指定的具有资质的单位焚烧处理,在处理前严禁泄漏与扩散。

3. 仪器设备

（1）局部轻度污染：一般设备用有效氯含量为 1 000～2 000 mg/L 的含氯消毒剂溶液擦拭，保持完全湿润 30～60 min；贵重或精密仪器可戴上手套，用 2% 碱性或中性戊二醛溶液擦拭，保持完全湿润，作用时间按制造商提供的使用说明，至少 30～60 min。消毒完毕，用清水去残留；紧急时，对非芽孢污染的仪器设备可用 75% 乙醇溶液擦拭 3 遍。

（2）若离心时离心管未密闭、试管破裂等造成液体外溢：应消毒离心机内部，戴上手套用 2% 碱性或中性戊二醛溶液擦拭消毒，保持完全湿润至少 60 min。

（3）有内腔的或严重污染的仪器设备（如受细胞、培养液、体液或血液等污染）：整机装入专用密闭包装与容器内，容器外表面消毒后由专车运至指定单位用环氧乙烷消毒。

（4）需操作不同的病原微生物前、实验室内设备进行维修前、出现重大污染或意外暴露事故后：应用甲醛或过氧乙酸熏蒸法对实验室内环境与仪器设备进行消毒。

4. 感染性材料与器材

使用后丢入专用密闭收集袋与容器内，连同包装与容器一起经压力蒸汽 121℃ 作用 30 min。大的容器与试管架表面以及不耐高温的器材用有效氯含量为 2 000 mg/L 的含氯消毒剂溶液消毒，保持完全湿润 30～60 min。如遇细胞、培养液、体液或血液等污染，有效氯含量加大至 5 000 mg/L 作用 60 min 以上。

5. 防护用品

除防护眼镜与呼吸器外均应使用一次性防护用品。每次实验结束后离开实验室前,脱下防护用品进行消毒,有明显污染时随时消毒。一次性防护用品使用后丢入专用密闭收集袋内,经压力蒸汽121℃作用30 min。防护眼镜可在含有效氯1 000~2 000 mg/L的消毒溶液中浸泡60 min。呼吸器用环氧乙烷消毒或按制造商提供的方法消毒,消毒后更换呼吸过滤部分。

6. 环境与物体表面

用含有效氯1 000~2 000 mg/L的消毒溶液进行擦拭消毒,保持完全湿润30~60 min后用清水去除残留消毒液;被结核分枝杆菌、亲水性病毒与芽孢等传染性病原体污染的环境与表面,可用含有效氯2 000 mg/L的消毒溶液消毒;遇细胞、培养液、体液或血液等污染,有效氯含量加大至5 000 mg/L作用60 min以上,消毒后立即用清水去除残留消毒液。

7. 检验记录

应通过传真机、计算机等手段发送至实验室外。污染的检验原始记录等送出实验室前用压力蒸汽121℃作用20~30 min,快排干燥;大量的检验原始记录等可采用密封包装后外送专业单位进行辐照或环氧乙烷消毒。

8. 剩余标本

病原微生物实验室所有使用后的实验器材、病人标本均应经压力蒸汽灭菌处理。

9. 溢出清除与消毒

当发生血液、感染性(包括潜在感染)物质溢出时,应采用下列溢出清除与消毒程序:①戴防护手套、穿防护服,必要时需进行面部和眼睛的防护。②用布或纸巾覆盖并吸收溢出物。③用浸湿有 5 000~10 000 mg/L 有效氯消毒液的海绵、布或纸巾覆盖在溢出物上及其周围区域,完全吸除溢出物并丢入密封的医疗废物袋内;被污染表面再按上述"环境与物体表面消毒方法"处理。消毒操作时,从溢出区域的外围开始朝中心进行处置。④消毒后进行清理,如含破碎玻璃或其他锐器则要使用硬的纸板来收集,并将其置于防刺防漏的硬质容器中待处理。⑤对溢出区域再次进行清除与消毒(如必要,重复第 2~4 步骤)。⑥将污染材料置于防渗漏、防穿刺的废弃物处理容器中。

10. 手消毒

发现手污染时、实验完毕时,应采用非手触式洗手消毒设施进行手部清洗和消毒,手消毒方法可采用有效碘含量为 0.3%~0.5% 的碘伏溶液或经卫生部批准的手消毒剂进行消毒。

11. 废弃物处置

主要措施:①所有不再需要的样本、培养物和其他生物性材料应弃置于专门设计的、专用的和有标记的用于处置危险废弃物的容器内。②尽量不使用或少使用锐器(包括针头、小刀、金属和玻璃等),如必须使用则应直接弃置于防刺破防流失的锐器安全处理容器内,严禁用手盖帽、拆卸、故意弯曲、消毒、毁形等。③所有废弃物在从实验室中取走之前,应使其达到生物学安全,通常采用压力蒸汽处理方法。④实验室废弃物应置于适当的密封且防漏容器中安全运出实验室。⑤废弃物运送工具与暂存场所应专用并能防流失与防污染环境,每次用后做好消毒。⑥危险废弃物的处置、危害评估、安全调查记录和所采取的相应行动记录应按有关规定的期限保存并可查阅。

12. 污水处理

所有实验污水必须经过消毒处理并达到标准后方可排放,污水排放标准参照国家标准《医疗机构水污染排放标准》执行。

(三) 生物安全与消毒现况

1. 病原微生物实验室监管情况

病原微生物实验室分为一级、二级、三级和四级。其中,四级实验室全国屈指可数;三级实验室每个省或直辖市屈指可数,均须经国家认可;一、二级病原微生物实验室由地方管理。上海自 2006 年对病原微生物实验室实行备案制度以来,至 2010 年 9 月底,共批准 1 806 个病原微生物实验室备案(一级实验室 1 045 个、二级实验室 761 个)。其中,卫生系统已备案的实验室有 1 234 个(占 68.3%),非卫生系统(科研、院校和生产企业)有 609 个实验室备案(占 31.7%)。对所有备案实验室的生物安全相关情况建立详细的电子信息档案,包括实验项目、每日开展病原微生物实验的工作量、实验室人员、生物安全设备配置等生物安全基本情况。

卫生监督部门对辖区内的病原微生物实验室开展日常监管,了解各实验室生物安全管理制度、生物安全突发事件应急预案与培训和演练、实验室自身生物安全管理水平、生物安全柜的规范使用、实验室废物处理情况、生物标本运输情况,以及实验室是否保存菌毒种和生物阳性标本,保存的数量、地点和方式等基本情况。卫生监督部门还采用科技手段,对辖区内病原微生物实验室的工作人员手、生物安全柜、使用中的消毒剂的细菌污染状况进行抽检,对使用中消毒剂有效浓度、紫外线灯辐照强度以及实验室高压蒸汽灭菌设备的生物学灭菌效果进行监测,对生物安全柜的垂直气流速度、工作窗口进风风速、噪声、烟雾实验等指标进行测定。

2. 生物安全存在问题

卫生系统病原微生物实验室生物安全的总体情况好于其他系统的病原微生物实验室,但也发现了在病原微生物实验室生物安全管理中存在以下问题和薄弱环节。

(1) 部分实验室生物安全防范意识不强,部分二级实验室虽然安装了门禁装置,但管理不严,不能发挥应有的作用。还有少数实验室发现在实验室污染区内放置与实验活动无关的生活物品或食物。

(2) 部分二级实验室对生物阳性标本管理尚未重视,一些实验室生物阳性标本保存没有采用双人双锁管理。

(3) 部分实验室生物安全柜未按相关要求进行现场监测及年检,致使病原微生物实验室存在一定的生物安全隐患。

(4) 由于病原微生物实验室涉及面广,各政府部门的联合工作机制和沟通机制还需进一步加强。

(5) 医疗机构样本转运问题尚未完全解决,部分医疗机构尚未配备专用的生物安全周转箱,特别是不能做到专人专车运送。

(6) 尽管实验室培训覆盖率达到100%,但经过培训的人员约占所有实验人员的20%,仍发现不少实验人员缺乏消毒隔离防护意识,消毒方法和废弃物处理不规范,没有掌握消毒效果监测方法,存在实验室感染隐患。

(7) 未按要求对生物安全实验室和生物安全柜进行定期监测,缺乏监测手段和专业监测机构。

(四) 生物安全与消毒展望

1. 进一步加强生物实验室工作人员的消毒培训

应使全体生物实验室工作人员树立感染控制和消毒隔离防护意识,规范消毒和废弃物处理行为,降低实验室感染的风险。

2. 建立生物安全实验室和生物安全柜常规监测机制

生物安全实验室和生物安全柜的监测是及时发现实验室感染隐患的重要方法,但监测工作需要一定的监测设备和专业的技术人员。要做好此项工作、彻底消除感染隐患,必须建立完善的生物安全实验室和生物安全柜监测机制,包括建立分级监测要求、明确各自职责、配备必要的监测设备和人员、设立专业监测实验室等。

八 医疗机构消毒

(一) 发展历史

上海市从20世纪60年代初期,就在全国率先开展医疗机构消毒质量监测。通过对医疗机构消毒灭菌设备、环境物体表面和空气、医务人员手、使用中消毒液、医院污水等重点环节指标菌、细菌菌落总数和致病微生物的监测,了解医院消毒或灭菌效果和质量,发现感染危险因素,提供具有针对性的技术指导和业务培训,不断提高感染控制和消毒工作质量,以更好地贯彻执行医院消毒标准与规范。

在 20 世纪 70 年代,上海市卫生局发布《上海市医疗机构消毒隔离工作常规》[267],并分别于 80 年代和 90 年代依据卫生部《消毒管理办法》[4]第一版和第二版进行了修订。1995 年,国家标准《医院消毒卫生标准》[59]发布,卫生部《医院消毒技术规范》[1]中也包含了医疗卫生机构消毒技术规范的内容。

近年来,我国发生多起重大的医院感染暴发事件,如 1998 年深圳妇儿医院 166 例切口感染龟分枝杆菌医院感染暴发事件[268],2008 年西安交通大学附属第一医院 8 名新生儿医院感染死亡事件[269],2009 年天津蓟县妇幼保健院 5 名新生儿医院感染死亡事件[270]以及 2009 年山西省太原公交公司职工医院山西煤炭中心医院 20 名血液透析患者丙型肝炎感染事件[271]等。感染原因主要有:医疗安全意识不强,缺失有关规章制度,在建筑布局、工作流程、消毒隔离等方面存在明显缺陷,消毒方法不正确,手卫生不规范,重复使用一次性医疗用品,重点环节微生物污染严重甚至检出致病微生物等。

全国每年有数亿门诊病人(次),数千万住院病人(次),数百万侵入性诊疗操作(如内镜、插入性导管等)和外科手术,每个诊疗活动都涉及医疗环境或医疗器械与病人的皮肤黏膜或无菌组织接触,因而存在着巨大的病原体感染和传播的风险。据保守估计,全国每年有数百万医院感染病例,不仅给病人带来痛苦,还增加医疗开支和影响出勤率。

卫生部近年还发布了一些与消毒灭菌有关的医院感染控制规范,包括《内镜清洗消毒技术操作规范》[68]、《医疗机构口腔诊疗器械消毒技术操作规范》[69]、《血液透析器复用操作规范》[70]和《血液净化标准操作规程》[71]等;上海发布了《医院用婴幼儿(含新生儿)皮肤黏膜消毒剂安全使用技术规范》[64]、《医源性衣物清洗消毒及其工作场所卫生要求》[65]等地方标准。

消毒灭菌对于医疗用品或外科器械来说是必不可少的,它将保证没有病原体被传给患者。但另一方面,也没有必要对病人所有接触的诊疗及护理物品进行灭菌,应当根据这些物品的用途决定是否进行清洗、消毒或灭菌。因此,科学、合理的消毒对于预防医院感染的发生、减少病人的痛苦以及节省就医成本具有重要的意义。

(二) 医院消毒现状

医院感染是指病人因住院、陪诊或者医院工作人员因医疗、护理工作而被感染所引起的任何临床显示症状的微生物感染性疾病,不管受害对象在医院期间是否出现症状都属于医院感染范畴。医院消毒工作质量与外源性医院感染有密切关系,切实搞好消毒工作是预防和控制医院感染的重要保障。

1. 医院消毒供应室情况

随着相关法规的贯彻落实,医院消毒供应室的设备条件简陋和管理状况落后得到改善,但与实际要求还有距离。对国内 27 所三级甲等医院消毒供应室的验收结果表明,其设备达不到标准的高达 85.19%,供应室位置不当、内部布局不合理、工作人员素质较低、污物废物处理不当等问题随处可见。经对某省 60 所综合医院消毒供应室基本情况调查发现,有 34.55% 的医院消毒供应室实用面积与床位数的比值≤每床 0.5 m^2,只有 58.33% 的医院对灭菌器定期进行自检,灭菌器无故障率仅为 53.57%,县级以上医院消毒供应室基础设施差、房屋简陋、供应室内无菌室空气、工作人员手和物体表面卫生质量都有相当数量不合格。

2. 物体表面消毒情况

医院内各种物品表面与患者在医院内的行为活动具有密切的联系,曾有文献报道一起在肿瘤医院内由于环境污染引起的铜绿假单胞菌感染暴发事件,经调查发现造成污染的原因是保洁工人使用洗涤液代替了本应使用的消毒剂。经对某省 17 所省直属医疗单位的听诊器、血压计、压脉带、麻醉面罩、螺纹管等医疗用品和门把手、拉手、水龙头、肥皂盒等物体表面共 487 份样品检测发现,细菌总数超标率为 20.1%,其中洗手池、肥皂盒、水龙头等超标率高达 45.1%,污染的细菌总数>2 000 cfu/100 cm^2。有调查证明医院手术间操作台面污染比较严重,以污染手术间最差,清洁手术间次之,并发现用氯己定消毒液擦拭手术间达不到消毒要求。经对医务人员工作服(白大衣)检测表明,有 44% 工作服上有菌生长,检出金黄色葡萄球菌、真菌、大肠杆菌、志贺菌等致病菌。医院消毒方法比较落后,有不少医院仍在使用食醋熏蒸消毒物体表面;臭氧熏蒸虽然消毒效果良好,但臭氧对人体有害或对物品有损坏作用,不可长期使用。

3. 医务人员手消毒情况

我国医院内医务人员手卫生质量差的原因之一是洗手率低,有的医院医生自我评价其接触病人前的洗手率为73%,而实际调查结果却只有9%;经对178名临床医护人员的洗手行为进行观察,结果实际洗手率只有16.36%~12.62%。原因之二是医务人员手带菌率高,据报道,护士为患者进行晨间护理以及医生给病人查体后带菌率为100%;有的医院病房护士手上细菌总数高达400 cfu/cm^2,超过标准40倍。

洗手的方法对洗手的效果具有重要影响,研究表明,采用正确的洗手方法,普通洗手可将手上60%~90%的微生物去除,如果结合刷洗,微生物的清除率可达90%~98%。监测发现,医务人员完成诊疗操作后,手部带菌量最高者达1 081 cfu/cm^2。用普通肥皂流水洗手后,平均带菌量降至45 cfu/cm^2;分别用氯己定-醇、2 000 mg/L过氧乙酸、1 000 mg/L有效氯溶液液擦拭后,其除菌率都达到了99%以上。

4. 空气消毒情况

空气质量与呼吸道感染率存在明显关系,有学者将手术室空气中细菌含量与感染率进行相关性研究,认为细菌总数为700~1 800 cfu/m^{3}时,空气传播感染的危险性明显;如果细菌总数不足180 cfu/m^{3}时,则这种危险性似乎很小。国内有调查发现,医院门诊的候诊室、注射室、治疗室空气污染严重,细菌超标率达90.0%以上,医院普通病房空气细菌数高达 2 977 cfu/m³。

5. 使用中消毒剂污染情况

消毒剂由于污染和使用不当等因素造成的医院感染屡见不鲜。国内报道某医院因使用含苯扎溴铵（新洁尔灭）和苯甲酸钠的器械消毒液受到铜绿假单胞菌的污染而导致连续发生 3 例心脏手术感染，以及因使用戊二醛灭菌剂污染龟分枝杆菌发生严重医院感染事件。近期还报道了一起因用污染了铜绿假单胞菌的苯扎溴铵消毒液进行手术刷手而导致全部 20 例育龄妇女手术后感染的事件。因此，防止使用中消毒液的污染和重视消毒剂的正确使用，具有重要的意义。经过对临床实际使用中的化学消毒剂调查发现，高效消毒剂如果能控制有效含量，一般污染率较低；容易发生污染的消毒剂主要是中、低效消毒剂，如 75% 乙醇、季铵盐类消毒剂和胍类消毒剂。消毒剂中的污染菌具有广泛耐药现象，耐药率可高达 100%，并呈多重耐药现象，一旦引发感染，可造成严重的后果。有研究者对消毒剂污染菌做耐药试验表明，45 株污染菌中有 25 株耐抗生素，耐药率为 55.5%，有的菌株同时对数种抗生素耐药。

（三）消毒灭菌技术在医院的应用

1. 热力灭菌

热力灭菌仍然是医院最常用的灭菌方法，其主要发展是提高灭菌效率和自动控制水平。在压力蒸汽灭菌方面，三级医院和大部分二级医院都配备了预真空压力蒸汽灭菌器或脉动真空压力蒸汽灭菌器，大大提高了热力灭菌的可靠性;所有的口腔科或诊所都配备了适合口腔手机消毒的快速压力蒸汽灭菌器。在干热灭菌方面,卤素电热管的出现和热空气消毒箱的研制成功,不仅降低了能耗,而且使得升温和降温时间缩短。

2. 低温灭菌

随着不耐湿热医疗器械的发展,低温灭菌技术成为医疗机构必不可少的灭菌方法。部分三级医院和少部分二级医院配备了环氧乙烷灭菌器和(或)过氧化氢气态等离子体灭菌器,还有相当一部分医院仍采用戊二醛等液体灭菌剂。

3. 臭氧消毒

臭氧床单位消毒器已在医院内得到广泛应用,臭氧衣物消毒器、臭氧文件消毒器、臭氧牙印模消毒器也已进入临床应用。但臭氧空气消毒器,由于只能在无人条件下使用,在医院应用较少。

4. 酸性氧化电位水

酸性氧化电位水在清洁条件下杀菌作用较强,但其受有机物影响明显。在2002年版《消毒技术规范》[1]中,用于物体表面、手及部分医疗器械(主要胃肠镜)的消毒只能采用新产生的酸性氧化电位水在流动清洗下进行。目前,酸性氧化电位水在医院使用非常有限。

5. 微波消毒

医疗用品(如化验单)消毒,在密封包装条件下,以10张化验单为1本,经800 W微波照射5 min,以50张为1本照射7 min,可完全杀灭大肠杆菌、金黄色葡萄球菌和铜绿假单胞菌。但以100张和200张为1本的化验单照射

7 min,不能将细菌繁殖体完全杀灭。但该方法在医院内使用很少。

6. 化学消毒

（1）二氧化氯：继第三代化学灭菌剂戊二醛之后，二氧化氯近 10 年来受到广泛关注，其使用范围不断扩展，被公认为是一种广谱、高效、快速、低毒的消毒剂。粉剂、片剂等固体二氧化氯以及一元二氧化氯的研制成功，由于使用更方便，为其在医院消毒领域的应用提供了更为广阔的前景。

（2）含溴消毒剂：二溴海因、溴氯海因等含溴消毒剂以其刺激性和毒性较氯小，使用方法和范围与含氯消毒剂相似而受到关注，是近年来研究和开发较多的一种新型化学消毒剂。但由于其在水中溶解性差的问题尚未得到很好解决，对其的副产物及其毒性还不清楚，含溴消毒剂在医院的使用还有待进一步开发。

（3）双长链季铵盐：双长链季铵盐类化合物、单链和双长链混合季铵盐类化合物是近年来在消毒领域研究较多的新型表面活性剂，它们相对于单链季铵盐具有更强的降低表面张力的能力，能增强它们的水溶性，表现出更好的稳定性和杀菌力，在美国被广泛用于医疗机构非关键物体表面的消毒。在我国，季铵盐类消毒剂在医院环境物体表面消毒中如何合理应用以避免产生耐药问题，还需进一步研究探索。

（4）酚类衍生物：研究发现，对氯苯酚的邻烷基衍生物比苯酚、复方酚消毒剂（来苏儿）等传统酚类消毒剂的杀菌效果好，且气味轻，国内近年来已把对氯间二甲苯酚重新引入用作物体表面和环境地面消毒。但由于酚的毒性问题和环境污染问题,在医院内使用还不多见。

(5) 含银消毒剂:银制剂主要有硝酸银、碘化银、磺胺嘧啶银、载银药用炭、含银沸石等。含银消毒剂杀菌力强,无残留毒性,特别是纳米银的出现,使其在环境消毒、饮水消毒及抗菌材料方面得到广泛应用。银离子与其他消毒剂均有协同杀菌作用,如与过氧化氢、乙醇协同,不仅大大增强其杀菌能力,而且还可减少过氧化氢、乙醇的用量和减少其不良作用。采用纳米技术制得的胶态银液体消毒剂,以含银离子 20 mg/L 的消毒剂对自愿者手进行喷洒消毒作用 5 min,对手表面自然菌平均消除率为 92.38%。

(6) 复方化学消毒剂:化学消毒剂的复配和制剂技术、与理化因子的协同效应等方面是目前主要的研究方向。复配的主要目的是增强消毒效果、提高安全性、减少环境污染和对物品的损坏、提高溶解性或稳定性。例如,在 1% 戊二醛中加入一种阳离子表面活性剂,则可达到与 2% 戊二醛同样的杀菌作用;将碘和氯己定络合形成氯己定-碘,将过氧化氢和二元酸复配,乙醇或异丙醇和氯己定等低效消毒剂合用,都可提高杀菌效果;将产生二氧化氯的原料复配,制成颗粒型,减少了临用前活化的麻烦,扩大了使用范围。

(7) 老消毒剂的新用:对一些古老的消毒剂采取克服其缺点的措施仍可使用。例如甲醛,由于其具刺激性气味、致癌及消毒作用慢等缺点,使用逐步减少。近年来,采用在密闭的柜子内提高消毒温度和湿度,并采取去除残留的方法,避开了上述缺点,提高了消毒效果,已有经卫生部批准的甲醛消毒柜问世。又如,次氯酸钠加上一些表面活性剂,不仅有去污作用,也提高了杀菌作用。臭氧是一种古老的消毒剂,近年来非常受到重视,研究了多种新的臭氧发生方法,并在水、空气和表面消毒中广泛应用。即使一些古老的金属离子消毒剂,经过合理复配以后,其用途也更加广泛。

(8) 剂型改进:近年来,消毒剂的剂型得到很大改进,不再只是传统的粉剂和液体,泡腾片剂、颗粒剂、乳剂、膏霜剂、喷雾剂等出现,计量和使用更为方便。

7. 生物消毒

(1) 植物消毒剂:大多采用植物提取物(如有机酸、碱、酚等)或多种中草药的混合提取物制成消毒剂,在我国流通的有20~30多种,主要用于空气消毒、皮肤黏膜消毒,少数也用于环境物品的消毒。

(2) 酶和多肽消毒剂:溶菌酶(肽)可将细菌裂解。近来中国高科生物公司采用遗传工程生产溶葡萄球菌酶,用来消毒皮肤黏膜,在烧伤病人和MRSA感染病人中的应用取得了很好的效果。

(3) 噬菌体和蛭弧菌:噬菌体和蛭弧菌的除菌作用早在20世纪80年代中期就有研究,但未应用,近来有人将其用作水的消毒处理,已取得满意效果。

8. 空气消毒

在我国医疗机构内,紫外线消毒仍是室内空气消毒的主要方法,但在使用方法方面已由过去的单一悬吊式紫外线杀菌灯变成多种形式,包括移动式紫外线消毒器、风机式连续空气消毒器等。此外,高压静电空气消毒器和等离子体空气消毒器也在部分医院得到应用。在大部分三级医院和少部分二级医院,有了空气层流加高效过滤的洁净手术室和洁净病房。

可用于室内空气净化消毒的光触媒技术,主要成分是纳米二氧化钛,光照激活反应后生成羟基自由基和超氧化物阴离子自由基,可直接杀灭空气中的微生物。有研究显示,光触媒空气消毒器对室内空气中自然菌的除菌效果与紫外线循环风空气消毒器除菌效果基本无差异,但在医院的实际使用效果还有待进一步证实。

9. 医院污水消毒

1984年国家《医院污水排放标准》发布前,全国只有42%的县级医院有污水处理设施,正常运转率77%,达标率为69%。目前,上海市二、三级医疗机构和大部分一级医疗机构都建造了医院污水处理设施,主要消毒方法已不再是液氯,取而代之的主要是次氯酸钠发生器和二氧化氯发生器,其正常运转率分别为83.67%、85.71%。极少数采用紫外线消毒法和臭氧消毒法,但正常运转率分别分别只有20%和0%。

(四) 医院消毒质量监测情况

为全面掌握医院、保健院(站、所)、体检站、私人诊所等单位和采供血机构的消毒质量与感染危险因素,促进消毒质量提高,减少医源性感染发生,区(县)疾病预防控制中心应按照《上海市医疗机构消毒、隔离、防护监测方案》、《医院消毒卫生标准》[59]和《消毒技术规范》[1]的要求,每年对辖区医疗机构,选择可能引起感染的重点部门或环节进行消毒效果监测。监测项目包括物体表面、使用中的消毒剂、消毒与灭菌设备、医疗用品、工作人员手、空气、污水等项目,分析危险因素。

1. 消毒质量监测情况

(1) 医疗机构消毒质量监测总体情况:2006~2010 年上海市医疗机构消毒质量合格率总体水平维持在 96% 以上,依次为 96.18%、97.35%、98.20%、96.60% 和 97.39%;市区医疗机构的消毒质量平均合格率为 97.90%~98.59%,郊区医疗机构的消毒质量平均合格率为 94.96%~97.70%,所有年份市区消毒质量均好于郊区(表 2-14)。

表 2-14 2006~2010 年上海市医疗机构消毒质量监测结果

年份	监测份数	平均合格率(%)		
		全市	市区	郊区
2006	11 927	96.18	98.01	94.96
2007	12 816	97.35	98.59	96.26
2008	13 806	98.20	98.50	97.70
2009	12 185	96.60	97.90	95.60
2010	8 923	97.39	98.40	96.04

(2) 不同监测对象消毒质量:8 项监测对象中,灭菌设备、医疗用品、使用中消毒液、消毒设备及物体表面等监测指标合格率较高,并相对较稳定(图 2-2);工作人员手和空气样品监测合格率尽管有高有低,但有逐年升高的趋势;而污水监测合格率一直维持在最低的水平。

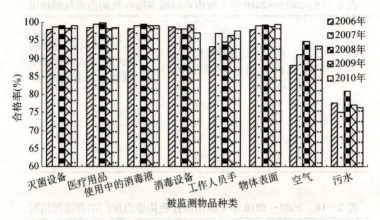

图 2-2 上海市医疗机构不同对象消毒质量年度分布图

(3) 不同级别医疗机构消毒质量:2007~2010 年各级医疗机构消毒监测平均合格率均大于 95% 以上。其中,三级医院每年合格率均最高,从 97.85%~99.00%;二级医院、一级医院和其他医疗机构平均合格率相差不大(表 2-15)。在所有 8 项监测指标中,三级医院的合格率一般在全市平均水平以上;污水监测指标在各级别医院中消毒合格率均为最低,且在不同级别医院之间相差较明显,一般一级医疗机构消毒合格率最低。

(4) 医疗机构重点科室和部门消毒质量监测:2007~2010 年各重点科室和部门中,消毒监测合格率保持在 98% 以上的有检验科与血库、内镜室、口腔科和中心供应室,母婴同室与产房以及 ICU 的监测合格率较低且波动较大(表 2-16),不合格的项目主要为空气和工作人员手。

表2-15 2007~2010年上海市不同级别医疗机构消毒监测情况

年份	平均合格率(%)			
	三级医院	二级医院	一级医疗机构(主要为社区卫生服务中心)	其他医疗机构(包括民营医院、私人诊所、单位保健站、采供血机构)
2007	98.84	96.98	96.47	—
2008	99.00	97.90	97.90	—
2009	98.40	96.60	96.30	96.20
2010	97.85	96.92	97.43	97.64

表2-16 2007~2010年上海市医疗机构重点部门消毒监测情况

监测年份	平均合格率(%)								
	传染病房与门诊	检验科与血库	注射室与输液室	内镜室	口腔科	中心供应室	母婴同室与产房	手术室	血透室	ICU
2007	97.9	99.0	98.1	98.7	98.0	98.8	95.7	97.3	99.6	96.3
2008	99.0	98.0	98.0	99.0	98.0	98.0	93.0	100	100	91.0
2009	98.5	98.3	95.7	99.1	98.3	98.2	95.8	96.3	99.1	92.9
2010	98.3	99.3	97.1	98.8	99.0	98.8	97.1	96.7	97.6	96.4

2. 存在的问题

近几年的监测结果表明,上海市医疗机构消毒质量整体情况较好,医疗机构基本能按照国家和上海市的相关要求开展消毒灭菌工作,关键的灭菌消毒设备、医疗用品和使用中的消毒液消毒监测合格率均大于97%,保持在较高水平。市区明显好于郊区,三级医院明显好于二级和一级医院及其他医疗机构,大部分的重点科室和部门消毒监测合格率较高。但医疗机构消毒工作仍然存在薄弱环节,主要表现在空气、工作人员手和污水的消毒监测合格率还较低。污水合格率历年来一直为最低,除2008年外始终维持在80%以下的合格率。虽然2010年三级医院污水监测合格率略有上升,但其他级别医院污水的监测合格率较低,特别是一级医院的合格率仅为74.9%,因此污水处理仍是目前医院中最大的消毒问题。主要原因是污水处理设备老化和损耗导致污水处理能力下降,另一方面和医院本身对污水处理的重视程度不够有关。

(五)国内外消毒灭菌方法比较

1. 灭菌

在医院内,国内外最常用的灭菌方法主要是压力蒸汽、干热和戊二醛,环氧乙烷和过氧化氢气态等离子体灭菌器在三级医院开始逐渐配备。然而,在发达国家使用越来越多的过氧化氢、过氧乙酸以及过氧化氢和过氧乙酸复方制剂,我国国产产品甚少,在医院使用更少。

2. 高水平消毒

戊二醛乃是我国医院内使用最为普遍的高水平消毒剂。发达国家使用较多的邻苯二甲醛、过氧乙酸、过氧化氢以及过氧化氢和过氧乙酸复方制剂,我国在少部分医院使用。美国在《医疗机构消毒和灭菌指南》[2]中,把巴氏消毒(70℃作用30 min)以及就地通过电解食盐产生的、使用一次即丢弃的、含活性游离氯650~675 mg/L的次氯酸钠,也被列入高水平消毒,并推荐高水平消毒时间为12~30 min。

3. 中水平消毒

国内外常用的中水平消毒方法均为乙醇或异丙醇、碘伏和酚；而美国在《医疗机构消毒和灭菌指南》[2]中，还将≥100 mg/L有效氯也列入中水平消毒。

4. 低水平消毒

美国主要使用季铵盐类消毒剂和≥100 mg/L有效氯作为非关键物体表面的低水平消毒，并推荐低水平消毒时间为≥1 min；欧洲主要使用过氧化物类和酚类消毒剂；而我国目前还是以含氯消毒剂为主。

（六）医疗机构消毒与感染控制展望

近年来，随着医学科学的迅速发展，医院消毒方法逐渐丰富，消毒水平有所提高，消毒工作走上规范化、法制化的轨道，但仍存在很多值得关注的问题。

1. 卫生行政部门应重视对医院消毒灭菌工作的管理

医院消毒卫生标准和医疗机构消毒隔离工作常规已有10几年未进行修订，医院感染与消毒专职管理人员数量不足，医务人员消毒专业知识欠缺，消毒灭菌效果检测不规范，消毒剂应用不合理等。建议提高认识，转变观念，尽快修订相关消毒卫生标准和工作常规；建立健全医院感染管理组织和落实管理组织的功能，发挥所有医院职能部门在医院感染管理中的作用；有组织、有计划开展对医务人员的消毒业务培训，加强消毒灭菌效果的监测，切实做好医院消毒灭菌工作。

2. 针对医院感染危险因素开展消毒应用研究

医疗机构在诸多环节存在医院感染隐患和感染暴发倾

向,这与消毒灭菌技术不能满足诊疗技术发展有很大关系,如血透室、口腔科、内镜室、婴儿室、ICU等消毒隔离问题和新型医疗器械的消毒灭菌问题。化学消毒剂在医院的规范使用也是值得关注的问题,因为这关系到人和环境的双重安全。建议对医院重点部门和环节进行目标监测和应用研究,发现危险因素,解决消毒灭菌难题,确保人和环境安全。

3. 建立长效医院感染监测和暴发预警系统

耐药菌在医院和社区迅速传播,已成为严重危害人类的世界性公共卫生问题。根据近几年的监测,已出现耐消毒剂菌株。建议开展长效医院感染耐药菌监测,建立医院感染暴发预警系统,延缓耐药菌在医院和社区的传播。

九 自然灾害和突发公共卫生事件与消毒

突发公共卫生事件是指突然发生、造成或者可能造成社会公众身心健康严重损害的重大传染病、群体性不明原因疾病、重大食物和职业中毒,以及因自然灾害、事故灾难或社会安全等事件引起的严重影响公众身心健康的公共卫生事件。

近10多年来,受极端气象因素的影响,全球范围内自然灾害发生的频率有增无减。1998年我国长江全流域的特大洪涝,2004年底印度洋海啸,2008年汶川大地震,2011年3月11日日本大地震引起的海啸及次生灾害核电辐射,造成了重大的人员伤亡及巨大的经济损失。

由于全球气候变暖,近20年时间内全球每年都会发现1~2种新发传染病。2003年发生的SARS和近年肆虐于全球的高致病性禽流感对人类构成了严重威胁,而这些威胁有时非常类似于生物袭击。

历史上作为战争手段曾多次使用生物武器,例如德军曾以炭疽菌和鼻疽菌毒杀敌对国的驮畜;日本的细菌部队曾在中国的土地上散播鼠疫和霍乱;现代的恐怖主义分子也利用生物武器制造混乱,2001年10月,美国佛罗里达州发生"炭疽白色粉末邮件"事件重新点燃人们对人造瘟疫的恐慌。因此,生物恐怖事件的快速反应与处置,成为各国应对突发公共卫生事件和维护社会安全的大事。

无论是自然灾害,还是新发传染病暴发或生物恐怖造成的突发公共卫生事件,消毒作为切断因突发事件可能造成疾病传播途径的有效技术措施之一,是自然灾害发生后实现大灾之后无大疫、传染病暴发后控制其蔓延以及生物恐怖后消除恐慌的重要手段之一,可以彻底消除生物污染,减少人群的感染。

(一)国内外应急消毒方法与技术

1. 国外应急消毒物资储备现状

1999年,美国国会指示卫生和公众服务部(HHS)和疾病预防控制中心(CDC)建立国家药品储备库(NPS),任务是在突发事件发生时在联邦决议部署后,12 h内向州和社区提供大量必需的医疗物品。国家战略储备包括抗生素、化学解药、抗毒素、生命支持药物、流感药品、维持气道通畅材料和医疗/手术物品等,其中包括消毒和防护物资。应急储备系统以大集装箱的形式在美国几个保密的战略地点储备应急医药和急救用品,用于美国境内任何地点和任何时间所发生的突发事件中对州和地方公共卫生保健的补充和再供给。国家战略储备计划确保医疗用品储藏是循环的,并且保持在有效期范围内,包括 12 h 应急包的每季度的质量保证和质量控制检查,每年按照储备清单对环境条件、安全和所有的包装维护进行 100% 的检查。

第一时间的支持是 12 h 应急包,在确定突发事件疾病威胁的最早时间里,储备的药物、化学解药和物资等能够在 12 h 内快速传送到突发事件处理现场。如果突发事件需要额外的药物,供应商管理库存(VMI)可以在 24~36 h 内将应急物资送达。美国 CDC 的物资储存在 911 恐怖袭击善后处理中发挥了积极的作用,在 12 h 内为现场处理一次性提供 50 000 kg 以上的医疗和急救用品。2003 年全球流行的 SARS 疫情,在美国只有 33 例病人,且无 1 例死亡,亦未发生医院内交叉感染,应急物资保障系统发挥了重要作用。因此,美国政府认为,为防御恐怖主义威胁而建立起来的技术系统可服务于双重目的,包括自然发生的传染病暴发、无法预知的类似恐怖事件和能引起大规模严重伤亡的工业损伤等突发事件。

2. 我国应急消毒物资储备现状

(1) 消毒专业技术人员储备:通过《消毒管理办法》[4]和《消毒技术规范》[1]的实施,在全国各级疾病预防控制机构基本形成比较健全的技术队伍,但在县以下基层单位还相对比较薄弱。同时,由于卫生防疫机构体制变化,造成消毒专业人员的分流,有些省、市级疾病预防控制中心已经没有消毒业务科室,造成消毒专业技术队伍不健全。

(2) 消毒技术能力储备:近年来,随着消毒工作相关的法规、标准、规范不断完善,在全国疾病预防控制系统基本形成了一支具备消毒理论基础和实践技能的技术人员队伍。但随着相关法规的不断出台和实际工作要求的不断提高,尚需要继续加强对基层消毒专业技术人员的理论知识和实践技能培训。

(3) 消毒专业科学研究能力储备:我国消毒学研究起步较晚,直到20世纪80年代以后国内消毒学研究取得了全面的发展,不仅出现了一大批消毒研究成果,还在《中国消毒学杂志》等学术刊物上发表了大量消毒学研究论文,消毒与灭菌产品也大量进入市场,为消毒物资储备提供了物质基础。

(4) 应急消毒物资储备:由于国家相关法规的明确要求和近年来SARS、禽流感以及严重自然灾害等重大突发事件的发生,极大地提升了各级疾病预防控制机构的应急消毒物资储备的意识和能力,基本形成了储备网络。但也不能忽视,在基层单位尚存在资金不到位、环境条件差、技术条件落后等问题。如某城市举行禽流感现场消毒演练时发现库存设备故障率很高,消毒药品含量不足[272]。因此,还需要加强相关管理法规、技术措施的完善和健全。

目前,从疾病预防控制系统的总体消毒应急储备能力分析,其由强到弱的顺序是国家级、省级、市(地)级、县(区)级、乡(镇)级,其中部分县(区)级和多数乡(镇)级还存在空白点。

3. 应急消毒技术与方法

(1) 室内空气与通风系统的消毒：对炭疽杆菌芽孢粉末污染的室内空气，特别是确认炭疽污染可能进入中央空调的通风系统后，应立即关闭整个建筑物，采取必要的空气消毒措施。可选择的方法主要有二氧化氯气体消毒、臭氧气体消毒、过氧化物类消毒剂熏蒸或气溶胶喷雾消毒、紫外线加过滤除菌消毒等方法。

美国 CDC 消毒服务机构，对 2001 年参议院炭疽污染的办公大楼就曾实施了二氧化氯气体消毒，经验证试验证实，能完全杀灭滞留在建筑内的模拟细菌芽孢和炭疽杆菌芽孢。美国 Los Alamos 实验室正在测试臭氧气体消毒系统的效果。通过对 bacillus globigii (BG) 芽孢的杀灭试验，发现 9 000 ppm 臭氧作用 70 min，即可杀灭所有被试细菌芽孢。此外，他们还评估其对化学战剂的消除效果和各种环境因素对消毒效果的影响以及消毒过程对各种物品的氧化损伤程度。

佛罗里达大学 Yogi Goswami 教授发现，通过改进室内中央空调系统就能够有效阻断炭疽杆菌、真菌等微生物的空气传播。其主要做法是在空调系统中加装过滤装置和紫外线杀菌装置。通过对黑曲霉菌孢子、枯草杆菌芽孢（炭疽杆菌芽孢的模拟菌株）的测试，结果可完全清除和杀灭试验微生物。该改进系统已经在办公楼、住宅楼中得到初步应用。

(2) 环境与物品表面消毒：对炭疽杆菌芽孢污染的物品必须进行彻底有效的消毒。

对于耐热物品，可采用 121℃ 压力蒸汽作用 30～

60 min，或 160℃ 干热作用 2 h 以上，或煮沸消毒法。一些高水平消毒剂均有杀灭炭疽杆菌芽孢的作用，如过氧乙酸、甲醛、含氯消毒剂、过氧化氢、二氧化氯、戊二醛等，不仅可用于环境表面的消毒，也可用于污染物品的消毒。

美国 CDC 实验室中，仍在使用环氧乙烷和多聚甲醛气体熏蒸消毒方法，主要用于不耐热物品的消毒处理。美国民防时推荐使用家用漂白粉水溶液消毒，军队常使用 DS2 消毒剂与次氯酸钙消毒。

最新的炭疽杆菌芽孢等生物战剂专用消毒研究，推荐使用下列新的制剂。

1) 泡沫剂：美国能源部圣地亚实验室发明了一种泡沫洗消剂"Decon Foam 100"，可在几分钟内使病毒、细菌和神经类的单个或组合生化战剂失效，对人员无害，可对生化武器攻击作出快速反应。实验室模拟试验证明，这种泡沫洗消剂可以破坏最难对付的生物战剂（炭疽）及化学战剂（VX、芥子气和梭曼）。对不同的化学战剂，喷洒后 2～10 min 使一半的战剂失效，60 min 后裸露的战剂几乎全部失效；喷洒几分钟后病毒粒子开始死亡，1 h 后炭疽杆菌芽孢的存活率仅为千万分之一。洗消剂液体可以通过特殊的喷嘴使体积膨胀 100 倍，充满空间并自动寻找藏有生化战剂的缝隙。洗消剂中的表面活化剂和柔性氧化剂找出化学战剂中把分子连接在一起的磷键或硫键，并将这些分子"劈成"无毒的碎片；表面活化剂还"刺穿"孢子的蛋白质"盔甲"，由氧化剂攻击它内部的遗传物质。因而，这是一种一体化的简便有效的洗消方法。这种洗消剂可以从类似灭火器的手提式容器中喷出或用喷洒车喷洒，也可以利用高层建筑物的洒水灭火系统,使用方便。其主要活性成分为过氧化氢(hydrogen peroxide 27.5%)与复合季铵盐烷基二甲基苄基氯化铵(4.23%)。

2) 凝胶消毒剂:美国 Lawrence Livermore 国家实验室最近发明了一种凝胶消毒剂。其主要活性成分为过硫酸氢钾制剂(oxone),主要基质为一种硅胶,黏度是水的3~5倍。可使用普通电动喷雾器喷出,主要特点是能够长时间吸附待消毒物品的表面,特别是墙壁、天花板、车辆与武器表面,延长消毒处理时间,减少药物的挥发。该产品对生物与化学战剂均有良好的消除作用,消毒 30 min 可杀灭 bacillus globigii 芽孢,并在 Dugway 试验场的现场试验中获得很好的效果。

3) 低温等离子体消毒器(cold plasma decontamination system):美国洛斯·阿拉莫斯研究所正在研究一种称之为"大气压力等离子体喷射器"(APPJ),据称这种装置能清除生、化学武器造成的表面污染,包括敏感电子部件的污染。这种低温等离子体喷射器的喷射雾状物能够穿透炭疽杆菌芽孢壳体,并能使芥子气失效。目前,该装置的成本还很高,不能用于大范围的消毒处理。

另据报道,维也纳总医院(Vienna general hospital)的科学家阿波斯托洛斯·耶奥约普洛斯宣布,他们发现的一种物质能够对炭疽杆菌具有"消毒"作用,这种物质类似喷雾剂(药物的主要成分为胍类化合物),能够杀死信封上、皮肤上甚至是鼻腔里的炭疽杆菌芽孢。这位科学家还解释,维也纳总医院数月之前就开始使用这种物质消毒,直到最近美国频频发生炭疽事件后该医院医生才决定试验它对炭疽病菌的作用。耶奥约普洛斯的研究发现,该物质易于使用,对炭疽杆菌功效显著。据悉,奥地利卫生部门目前正对该药品进行检验。此外,美国军队还在研究几种酶法消毒技术,包括利用细菌基因重组技术降解化学毒剂,或杀死生物战剂。水解、催化、氧化消毒技术中,有两家公司正在进行纳米消毒技术的开发研究。

(3) 纸质文件与邮件的消毒

1) 电离辐射消毒:主要是利用高能加速电子射线和钴-60发出的γ线消毒。电离辐射对普通物品均具有较高的穿透性,不破坏纸质文件,可以杀灭邮件粉末中的炭疽芽孢,杀灭剂量(即物品的吸收剂量)一般要达到 25 kGy 才能保证消除效果及足够的安全系数。美国邮政管理局从巨人公司(Titan Corp)采购了 8 台电子束灭菌系统,主要安装在邮件自动分拣系统的流水线上,对每天来往的信件进行消毒。这种电子束系统原本是用来为医疗设备消毒和除去食品生产中的病菌,可以有效地杀死炭疽杆菌芽孢。然而,由于受电子束的穿透能力影响,该方法不能对整箱、整包(大体积)邮件进行消毒处理。在不打开包装的情况下,可利用放射性钴源进行γ线照射灭菌处理。中国也能生产专用邮件消毒设备,经测试可以完全达到消毒技术要求。

2) 环氧乙烷消毒:利用已有的环氧乙烷灭菌装置进行灭菌处理,在 55~60℃、相对湿度为 60%~80%条件下,用 900~1 000 mg/L 的剂量作用 6 h,可完全杀灭细菌芽孢。消毒处理后的邮件,仍然可以正常使用。

3) 蒸汽熨斗消毒:美国著名的反生化恐怖主义专家阿利比克曾表示,使用蒸汽熨斗或者微波炉就可以杀死炭疽杆菌芽孢,保证人们的安全。但美国密歇根大学微生物学教授、炭疽专家汉纳推翻了他的说法,并向人们阐述了这种做法的不合理性。蒸汽熨斗所能达到的温度的确可以杀死炭疽杆菌芽孢,但是需要很长时间,而且在杀死病菌之前邮件可能已经被熨斗烧着了。如果信封里充满了蒸汽,蒸汽很可能从信封中跑出来,将炭疽孢子带到空气中。最后,对确认污染的非重要邮件也可焚烧处理,彻底消除污染。

(4) 接触人员的消毒:美国感染控制者协会(APIC)认为,消毒的必要性取决于可疑暴露的程度。大多数情况下只需将接触人员身体表面的污染用简便易行的方法消除即可。先用易得的消毒液(如含氯消毒剂)喷洒污染人员的身体表面,以喷湿为度,防止造成二次污染。接着脱下污染的衣物,再用洗涤剂与大量的水冲洗污染暴露的手、头发、皮肤等表面的沾染(最好采用淋浴法),换上干净的衣服即可。对眼睛部位,可用清水或生理盐水冲洗。对破损皮肤部位,可正常冲洗后再用含氯消毒液(500~1 000 mg/L 有效氯)冲洗或擦拭 1 min 以上。也有部分学者提出对污染的人员采用消毒液(如 1 000 mg/L 有效氯)浸泡或淋浴更为安全。

国内还有新型纳米消毒乳剂研究的报道,可杀灭皮肤上污染的微生物以及 SARS 病毒,达到我国消毒技术规范要求。

(5) 消毒效果的监测:首先必须明确,针对炭疽杆菌的任何消毒剂与方法应能清除或杀灭细菌芽孢,最好能达到美国 AOAC 测试标准,即 100% 杀灭枯草杆菌与生孢梭菌芽孢的能力。现场实施消毒处理时,其应用条件与该方法的实验室测试条件有很大的差别,人们很难估计已经进行的消毒处理是否达到预期的效果,因此有必要对现场消毒效果进行监测与评估。

关于监测采样的布点与数量,美国提出了网状布点和一种所谓的热点采样(hot-spot sampling)法,即在要求的 n 个采样点中有 95% 或 99% 的把握达到合格要求的数量。采集样本的检测,最直接、最可靠的方法仍然是传统的分离培养法。只要没有活的炭疽杆菌存在,即表示消毒达到合格要求。但是,该方法可能需要 2~3 天时间。如何在较短的时间内获得消毒合格的证据,有人主张使用模拟菌,也有主张使用自然菌,作为检测目标,利用最新的酶学方法,可以在 30 min 内获得初步结果。但该方法对炭疽杆菌芽孢污染是否适用还有待进一步研究。

(二)上海市应急消毒现状

1. 应急消毒队伍

上海市应急消毒队伍分为 3 级,市级、区(县)级和社区级。市级设在市疾病预防控制中心,成员为消毒与感染控制专业人员;区(县)级设在区(县)疾病预防控制中心,61.1%(11/18)以上的区(县)成员来源于消毒与病媒专业为同一科室的专业人员,4 个区(县)成员来源于传染病、消毒与病媒专业为同一科室的专业人员,2 个区(县)成员来源于传染病与消毒专业为同一科室的专业人员,还有 1 个区(县)成员来源于公共卫生与消毒专业为同一科室的专业人员;社区级设在社区卫生服务中心和乡镇卫生院,成员主要来源于防保科专业人员。

市级应急消毒队伍主要承担应急消毒技术指导,参与全市范围内重大的突发公共卫生事件的应急消毒处置。

区(县)级应急消毒队伍是实施突发公共卫生事件应急消毒处置的中坚力量,目前,各区(县)级日常应急消毒队伍队员人数从 2~12 名不等,其中专职消毒专业人员从 1~6 名不等,折合每百万人口应急消毒专业人员数为 1.65~20 名不等,各区(县)并不平衡,66.7%的区(县)每百万人口应急消毒专业人员数为 4.0~7.45 名。从年龄上来看,以 35 岁以下为主,35 岁以下、35~50 岁和 50 岁以上的专业人员分别占 43.1%、31.9%和 25.0%。从受教育程度来看,以大学及以上学历为主,占 62.5%,大专、中专和高中分别占 20.8%、12.5%和 4.2%。从职称来看,副主任医师及以上、主管医师、医师、医士、工人和未定级各占 7.0%、32.4%、40.8%、14.2%、2.8%和 2.8%,以主管医师和医师为主。从工作年限来看,工作年限小于 5 年、5~10 年、10~20 年及 20 年以上的专业人员分别占 23.6%、6.9%、28.5%和 41.0%,专业人员以工作年限 10 年以上为主。

2. 应急消毒设施与检测设备

18 个区(县)中 17 家疾病预防控制中心有独立的消毒药物库房,面积 4~60 m^2,最大面积与最小面积相差较大,但大多数面积在 10~30 m^2。其中,15 家库房内或临近部位有清洗设施,12 家库房内有排风装置且排风功能完好。

在所有区(县)疾病预防控制中心中,有独立的器械存放库房的有 16 家,占 88.9%,面积 2~80 m^2,最大的面积与最小的面积相差较大,但大多数面积在 10~30 m^2。其中,14 家库房内或临近部位有清洗设施,10 家库房内有排风装置,且排风功能全部完好。

18个区(县)中12家疾病预防控制中心有供应急消毒人员消毒处置后去污染的专用沐浴场地及设施,所有的沐浴设施功能完好,设置的场所便于消毒人员使用。

所有的区(县)疾病预防控制中心中,有14家配有现场水余氯测定仪,其中5个区各配有2台,9家疾病预防控制中心还配有浮游菌现场空气采样器,13家配有紫外线灯强度测定仪。

3. 应急消毒器械和消毒剂

所有18个区(县)疾病预防控制中心均配有手动喷雾器,基本以储压式为主,数量2～20台,最多与最少相差较大,平均每区达7台以上,功能均完好。17家疾病预防控制中心配有电动喷雾器,平均每区2台以上,功能基本完好。另有13家疾病预防控制中心配有机动喷雾器,平均每区1.5台以上,功能完好。另有一半的区(县)还配有文件消毒柜。

所有的疾病预防控制中心均配有物体表面消毒剂,17家配有快速手消毒剂,15家还配有空气消毒剂,所有的消毒剂均有卫生部的有效许可批件,均在有效期之内。

4. 应急消毒个人防护用品

区(县)疾病预防控制中心中储备的应急消毒个人防护用品包括一次性外科口罩、医用防护口罩、一次性隔离衣、医用防护服、一次性手套和护目镜等。除个别区缺少一次性隔离衣外,各区均备有以上个人防护用品。

(三)应急消毒展望

1. 消毒物资储备面临的问题和困难

(1) 应急储备采购资金严重不足:在SARS流行和出现

人感染高致病性禽流感疫情期间,各级政府都投入了足够的资金用于采购应急物资。但是,在没有重大疫情发生的年份,却不能按照"平战结合"的原则,投入相应资金,以保障应急物资的正常储备。

(2) 缺乏对应急物资储备环境的明确要求:目前,应急消毒药械都储备在各级疾病预防控制中心,缺乏可以遵循的保存条件,如干燥、通风、防潮等,极易导致消毒剂在有效期内失效和对储备器械的腐蚀。

(3) 消毒药品储存过期导致资金的浪费:应急储备的消毒药械都必须是有国家级批件的产品,选择效期长的产品,到达产品标注的有效期时就应按规定进行报废处理;同时,还会导致大部分稳定性好还具有消毒效果的消毒剂被废弃,造成有限的资金、资源的浪费。

2. 建议与设想

(1) 制定相关法规与规范:国家相关行政管理部门在制定《突发公共卫生事件应急储备管理办法》的同时,应协同疾病预防控制机构、职业卫生防治机构、医疗救治部门、卫生监督部门等制定《突发公共卫生事件应急储备技术规范》。

(2) 落实突发公共卫生事件应急储备消毒药械的采购资金:各级行政管理部门应按国家省、市、县等不同级别,确保应急物资储备专用资金,保证各级应急管理和执行机构充足的物资储备。

(3) 制定科学、规范、可行的应急储备方式:突发公共卫生事件的物资储备应当包括实物储备、资金储备、产品流动储备、应急物资生产能力的信息储备等。实物储备以消毒器械、防护器材为主,适量储备消毒剂;资金储备指预留部分资金,用于应急采购消毒剂;流动储备是与消毒剂生产企业签订协议,应急时及时调用;信息储备是建立全国或区域内消毒、防护产品生产企业情况信息库,收集相关企业的产品种类、生产能力、日常库存原料量和成品量以及地理位置等信息。

(4) 制定省内跨行政区域集中应急储备库设置原则:为确保应急物资可以在 6~12 h 内运抵事发现场,建议在现有的国家、省、市、县 4 级储备基础上,参考以下几种应急储备库设置原则(维持 4 级储备,适当减少基层储备):建立国家、省、市三级储备;市级储备按地域、地理、交通等因素设置跨地区的储备库;每个省应建立一个大型的综合储备库,省、市、县三级政府投资按地域建立若干个小型储备库。

(5) 制定相应的储备库设置条件:储备库设置条件包括储备库地理分布设置的条件、储备物资分库储存的条件、储备库的外环境条件(如防火、防盗、防污染等)、储备库的内环境条件(如布局、温度、湿度、通风等)、储备库的管理条件(如人员、技术、实验室检测能力等)。

(6) 制定应急储备物资使用期限:储存的消毒产品必须取得国家级批准文号,储备消毒剂以稳定期长的产品为主。对于稳定性差的消毒剂如果必须储存,以多元包装的产品为准。在充分调研和实验室检测的基础上,在保证消毒效果的前提下,适当延长应急使用期限,并严格确定使用方法。建议检测以下指标:有效成分的含量(包括多元组分的含量及合成后消毒有效成分的含量)、有效消毒浓度下的杀微生物效果,对用于饮水、餐具消毒的,还应检测重金属含量。

参考文献

[1] 中华人民共和国卫生部. 消毒技术规范. 卫法监发[2002] 282号.
[2] US Healthcare Infection Control Practices Advisory Committee (HICPAC). Guideline for disinfection and sterilization in healthcare facilities. 2008.
[3] Spaulding EH. Chemical disinfection of medical and surgical materials. In: Lawrence C, Block SS, eds. Disinfection, sterilization, and preservation. Philadelphia: Lea & Febiger, 1968:517-531.
[4] 中华人民共和国卫生部. 消毒管理办法. 卫生部令第27号. 2002.
[5] Barker J, Vipond IB, Bloomfield SF. Effects of cleaning and disinfection in reducing the spread of Norovirus contamination via environmental surfaces. J Hosp Infect, 2004,58:42-49.
[6] Engelhart SKL, Glasmacher A, Fischnaller E, et al. *Pseudomonas aeruginosa* outbreak in a haematology-oncology unit associated with contaminated surface cleaning equipment. J Hosp Infect, 2002,52:93-98.
[7] Denton M, Wilcox MH, Parnell P, et al. Role of environmental cleaning in controlling an outbreak of *Acinetobacter baumanni* on a neurosurgical intensive care unit. J Hosp Infect, 2004, 56:106-110.
[8] US Healthcare Infection Control Practices Advisory Committee (HICPAC). Guideline for isolation precautions: preventing transmission of infectious agents in healthcare settings. 2007.

[9] Maki DG, Alvarado CJ, Hassemer CA, et al. Relation of the inanimate hospital environment to endemic nosocomial infection. N Engl J Med, 1982,307:1562-1566.

[10] US Centers for Disease Control and Prevention (CDC). Guidelines for environmental infection control in health-care facilities. 2003.

[11] US Environmental Protection Agency(EPA). DIS/TSS-11, efficacy data and labeling requirements: air sanitizers. 1980.

[12] Doultree JC, Druce JD, Birch CJ, et al. Inactivation of feline calicivirus, a Norwalk virus surrogate. J Hosp Infect, 1999,41: 51-57.

[13] Sattar SA. Microbicides and the environmental control of nosocomial viral infections. J Hosp Infect, 2004,56 (suppl): S64-S69.

[14] Jimenez L, Chiang M. Virucidal activity of a quaternary ammonium compound disinfectant against feline calicivirus: a surrogate for norovirus. Am J Infect Control, 2006, 34: 269-273.

[15] Gehrke C, Steinmann J, Goroncy-Bermes P. Inactivation of feline calicivirus, a surrogate of norovirus (formerly Norwalk-like viruses), by different types of alcohol *in vitro* and *in vivo*. J Hosp Infect, 2004,56:49-55.

[16] Wilcox MH, Fawley WN, Wigglesworth N, et al. Comparison of the effect of detergent versus hypochlorite cleaning on environmental contamination and incidence of *Clostridium difficile* infection. J Hosp Infect, 2003,54:109-114.

[17] Mayfield JL, Leet T, Miller J, et al. Environmental control to reduce transmission of *Clostridium difficile*. Clin Infect Dis, 2000,31:995-1000.

[18] US Environmental Protection Agency Office of Pesticide Programs. List H: EPA's registered products effective against methicillin resistant staphylococcus aureus (MRSA) and vancomycin resistant enterococcus faecalis or faecium

(VRE). 2009.
[19] Rutala WA, Cole EC. Antiseptics and disinfectants - safe and effective? Infect Control, 1984,5:215-218.
[20] Reiss I, Borkhardt A, Fussle R, et al. Disinfectant contaminated with *Klebsiella oxytoca* as a source of sepsis in babies. Lancet, 2000,356:310.
[21] O'Rourke E, Runyan D, O'Leary J, et al. Contaminated iodophor in the operating room. Am J Infect Control, 2003,31: 255-256.
[22] Chuanchuen R, Karkhoff - Schweizer RR, Schweizer HP. High - level triclosan resistance in *Pseudomonas aeruginosa* is solely a result of efflux. Am J Infect Control, 2003,31:124-127.
[23] Dauendorffer JN, Laurain C, Weber M, et al. Evaluation of the bactericidal efficiency of a 2% alkaline glutaraldehyde solution on *Mycobacterium xenopi*. J Hosp Infect, 2000,46:73-76.
[24] Nomura K, Ogawa M, Miyamoto H, et al. Antibiotic susceptibility of glutaraldehyde - tolerant *Mycobacterium chelonae* from bronchoscope washing machines. J Hosp Infect, 2004,32:185-188.
[25] 葛忆琳,朱仁义,陈越火等.临床分离的金黄色葡萄球菌对消毒剂抗力及其抗药基因研究.中国消毒学杂志,2010,27(6):658-660.
[26] 吴晓松,陈越英,谈智等.三种革兰阴性杆菌耐消毒剂基因检测及对苯扎溴铵抗性研究.中国消毒学杂志,2010,26(3):249-251.
[27] Murtough SM, Hiom SJ, Palmer M, et al. Biocide rotation in the healthcare setting: is there a case for policy implementation? J Hosp Infect, 2001,48:1-6.
[28] Murtough SM, Hiom SJ, Palmer M, et al. A survey of rotational use of biocides in hospital pharmacy aseptic units. J Hosp Infect, 2002,50:228-231.
[29] Gebel J, Sonntag H - G, Werner H - P, et al. The higher disinfectant resistance of nosocomial isolates of *Klebsiella oxytoca*: how reliable are indicator organisms in disinfectant testing? J Hosp Infect, 2002,50:309-311.

[30] Vickery K, Pajkos A, Cossart Y. Removal of biofilm from endoscopes: evaluation of detergent efficienc Am J Infect Control, 2004,32:170-176.
[31] Loukili NH, Zink E, Grandadam S, et al. Effectiveness of detergent - disinfecting agents on *Escherichia coli* 54127 biofilm. J Hosp Infect, 2004,57:175-178.
[32] Le Chevallier MW, Cawthon CD, Lee RG. Inactivation of biofilm bacteria. Appl Environ Microbiol, 1988, 54: 2492-2499.
[33] Marion - Ferey K, Pasmore M, Stoodley P, et al. Biofilm removal from silicone tubing: an assessment of the efficacy of dialysis machine decontamination procedures using an *in vitro* model. J Hosp Infect, 2003,53:64-71.
[34] Anderson RL, Holland BW, Carr JK, et al. Effect of disinfectants on pseudomonads colonized on the interior surface of PVC pipes. Am J Public Health, 1990,80:17-21.
[35] Brown ML, Aldrich HC, Gauthier JJ. Relationship between glycocalyx and povidone - iodine resistance in *Pseudomonas aeruginosa* (ATCC 27853) biofilms. Appl Environ Microbiol, 1995,61:187-193.
[36] Donlan RM, Costerton JW. Biofilms: survival mechanisms of clinically relevant mirocorganisms. Clin Microbiol Rev, 2002, 15:167-193.
[37] Marion K, Freney J, James G, et al. Using an efficient biofilm detacching agent. An essentinal step for the improvement of endos cope reprocessing protocols. J Hosp Infect, 2006,64(2): 136-142.
[38] 中华人民共和国卫生部. 医院消毒供应中心. 第二部分:清洗消毒及灭菌技术操作规范. 2009.
[39] Miller CH, Riggen SD, Sheldrake MA, et al. Presence of microorganisms in used ultrasonic cleaning solutions. Am J Dent, 1993,6:27-31.
[40] Richburg FA, Reidy JJ, Apple DJ, et al. Sterile hypopyon

secondary to ultrasonic cleaning solution. J Cataract Refract Surg, 1986,12:248-251.

[41] Greene VW. Reuse of disposable devices. In: Mayhall CG, ed. Infection. Control and Hospital. Epidemiology. Philadelphia: Lippincott Williams & Wilkins, 1999:1201-1208.

[42] Avitall B, Khan M, Krum D, et al. Repeated use of ablation catheters: a prospective study. J Am Coll Cardiol, 1993,22: 1367-1372.

[43] Aton EA, Murray P, Fraser V, et al. Safety of reusing cardiac electrophysiology catheters. Am J Cardiol, 1994,74:1173-1175.

[44] US Food and Drug Administration (FDA). Enforcement priorities for single-use devices reprocessed by third parties and hospitals, rockville, MD. 2000.

[45] 中华人民共和国国务院.医疗器械监督管理条例.国务院令第276号,2000.

[46] US Centers for Disease Control and Prevention (CDC). Guideline for handwashing and hospital environmental control. 1985.

[47] US Association for Professionals in Infection Control and Epidemiology (APIC). Guideline for select and use of disinfectants. 1996.

[48] The European Society of Gastrointestinal Endoscopy (ESGE). Guidelines on cleaning and disinfection in GI endoscopy. 1999.

[49] US Association for Professionals in Infection Control and Epidemiology (APIC). Guidelines for infection prevention and control in flexible endoscopy. 2000.

[50] French Society of Digestion Endoscopy (FSDE). Recommendations for setting up cleaning and disinfection procedures in gastrointestinal endoscopy. 2000.

[51] US Centers for Disease Control and Prevention (CDC). Recommendations for preventing transmission of infections among chronic hemodialysis patients. 2001.

[52] US Association for Professionals in Infection Control and

Epidemiology (APIC). Guideline for hand hygiene in health-care settings. 2002.

[53] US Centers for Disease Control and Prevention (CDC). Guidelines for infection control in dental health-care settings. 2003.

[54] US Centers for Disease Control and Prevention (CDC). Guidelines for preventing the transmission of *Mycobacterium tuberculosis* in health-care settings, 2005.

[55] 中华人民共和国.传染病防治法.1989.

[56] 中华人民共和国国家标准.一次性使用卫生用品卫生标准.GB 15979-1995.

[57] 中华人民共和国国家标准.一次性使用医疗用品卫生标准.GB 15980-1995.

[58] 中华人民共和国国家标准.消毒与灭菌效果的评价方法与标准.GB 15981-1995.

[59] 中华人民共和国国家标准.医院消毒卫生标准.GB 15982-1995.

[60] 中华人民共和国国家标准.医疗卫生用品辐射灭菌消毒质量控制标准.GB 16383-1996.

[61] 中华人民共和国国家标准.隐形眼镜护理液卫生要求.GB 19192-2003.

[62] 中华人民共和国国家标准.疫源地消毒卫生标准.GB 19193-2003.

[63] 上海市地方标准.托幼机构环境、空气、物体表面卫生标准.DB31/8-2004.

[64] 上海市地方标准.医院用婴幼儿(含新生儿)皮肤黏膜消毒剂安全使用技术规范.DB 31/351-2005.

[65] 上海市地方标准.医源性衣物清洗消毒及其工作场所卫生要求.DB31/397-2008.

[66] 上海市地方标准.消毒剂生产企业环境卫生要求.DB31/354-2005.

[67] 中华人民共和国卫生部.内镜清洗消毒机消毒效果检验技术规范(试行).2003.

[68] 中华人民共和国卫生部.内镜清洗消毒技术操作规范.2004.

[69] 中华人民共和国卫生部.医疗机构口腔诊疗器械消毒技术操作

规范. 2005.
- [70] 中华人民共和国卫生部. 血液透析器复用操作规范. 2005.
- [71] 中华人民共和国卫生部. 血液净化标准操作规程. 2010.
- [72] Cantor KP, Lynch CF, Hidesheim ME, et al. Drinking water source and chlorination by products. Epidemiology, 1998, 9:21.
- [73] Hidesheim ME. Drinking water source and chlorination by products II. Risk of colon and rectal cancer. Epidemiology, 1998, 9:29.
- [74] US Environmental Protection Agency (EPA). RED Facts sodium and calcium hypochlorite salts. 1991.
- [75] Thompson RL, Haley CE, Searcy MA, et al. Catheter-associated bacteriuria. Failure to reduce attack rates using periodic instillations of a disinfectant into urinary drainage systems. JAMA, 1984, 251:747-751.
- [76] Bounoure F, Fiquet H, Arnaud P. Comparison of hydrogen peroxide and peracetic acid as isolator sterilization agents in a hospital pharmacy. Am J Health-System Pharm, 2006, 63(5):451-455.
- [77] Havard L, Fellous-Jerome J, Bonan B, et al. Evaluation of peracetic acid permeation during flash sterilization through pharmaceutical plastic polymers used in cytotoxic reconstitution units. J Pharm Sci Technol. 2005, 59(4):258-264.
- [78] Muller HJ, Sommermeyer K, Cech F. Permeation of gaseous hydrogen peroxide and peracetic acid into IV bags during their surface sterilisation. Hosp Pharm, 2003, 10(2):84-86.
- [79] 国家环境保护行业标准. 环境保护产品技术要求:电解法二氧化氯协同消毒剂发生器. HJ/T 257-2006.
- [80] 国家环境保护行业标准. 环境保护产品技术要求:化学法二氧化氯消毒剂发生器. HJ/T 272-2006.
- [81] 黄君礼,李绍峰,崔崇威. 饮用水消毒剂 ClO_2 的研究进展. 哈尔滨建筑大学学报, 2001, 34(5):39-43.
- [82] 王永仪. 二氧化氯及其在水处理中的应用. 化工进展, 1996, (1):9-11.

[83] 黄文涛,樊金红,马鲁铭. 二氧化氯-氯联合用于饮用水消毒的研究进展. 环境科学与管理,2010,35(4):72-74.

[84] 苏嘉葆. 二氧化氯在造纸工业中的应用. 中华纸业,2001,22(5):43-44.

[85] 中华人民共和国卫生部. 关于印发《次氯酸钠类消毒剂卫生质量技术规范》和《戊二醛类消毒剂卫生质量技术规范》的通知. 卫监督发[2007]265号.

[86] Klingeren B, Pullen W. Glutaraldehyde resistant mycobacteria from endoscope washers. J Hosp Infect, 1993,25:147-149.

[87] Griffiths PA, Babb JR, Bradley CR, et al. Glutaraldehyde-resistant *Mycobacterium chelonae* from endoscope washer disinfectors. J Appl Microbiol, 1997,82:519-526.

[88] Dauendorffer JN, Laurain C, Weber M, et al. Evaluation of the bactericidal efficiency of a 2% alkaline glutaraldehyde solution on *Mycobacterium xenopi*. J Hosp Infect, 2000,46:73-76.

[89] Nomura K, Ogawa M, Miyamoto H, et al. Antibiotic susceptibility of glutaraldehyde-tolerant *Mycobacterium chelonae* from bronchoscope washing machines. J Hosp Infect, 2004,32:185-188.

[90] Webster E, Ribner B, Streed LL, et al. Microbial contamination of activated 2% glutaraldehyde used in high-level disinfection of endoscopes (abstract). Am J Infect Control, 1996,24:153.

[91] Casemore DP, Blewett DA, Wright SE. Cleaning and disinfection of equipment for gastrointestinal flexible endoscopy: interim recommendations of a Working Party of the British Society of Gastroenterology. Gut, 1989,30:1156-1157.

[92] Laskowski LF, Marr JJ, Spernoga JF, et al. Fastidious mycobacteria grown from porcine prosthetic-heart-valve cultures. N Engl J Med, 1977,297:101-102.

[93] Hernandez A, Martro E, Pizo C, et al. In-use evaluation of Perasafe compared with Cidex in fibreoptic bronchoscope disinfection. J Hosp Infect, 2003,54:46-52.

[94] Spack DH, Silverstein FE, Stamm WE, et al. Transmission of infection by gastro intestinal endoscopy and bronchoscopy. Ann Intern Med, 1993,118:117 - 128.

[95] Courtright P, Lewallen S, Holland SP, et al. Corneal decompensation after cataract surgery. An outbreak investigation in Asia. Ophthalmology, 1995,102:1461 - 1465.

[96] Farina A, Fievet MH, Plassart F, et al. Residual glutaraldehyde levels in fiberoptic endoscopes: measurement and implications for patient toxicity. J Hosp Infect, 1999,43:293 - 297.

[97] Dailey JR, Parnes RE, Aminlari A. Glutaraldehyde keratopathy. Am J phthalmol, 1993,115:256 - 258.

[98] Brian W. Glutaraldehyde colitis following endoscopy: clinical and pathological features and investigation of an outbreak. Gastroenterology, 1995,1:1250 - 1255.

[99] 中华人民共和国卫生部.关于发布皮肤黏膜消毒剂中部分成分限量值规定的通知. 2003.

[100] Mwaniki DL, Guthua SW. Occupational exposure to glutaraldehyde in tropical climates. Lancet, 1992,340:1476 - 1477.

[101] Ellett Ml. SGNA endoscopic disinfectant survey. Gastroenterol Nurs, 1995,18(1):2 - 10.

[102] 于志臻,沈伟,潘臣炜等.医疗机构戊二醛消毒剂使用安全性研究.环境与职业医学, 2008,3:292 - 294.

[103] Victorian Advisory Committee on Infection Control (VACIC). Review sub - committee report, 1998 infection control taskforce glutaraldehyde. 2002.

[104] American National Standards Institute (ANSI). Safe use and handling of glutaraldehyde - based products in health care facilities. ANSI/AAMI ST58 - 1996.

[105] Sokol WN. Nine episodes of anaphylaxis following cytoscopy caused by Cidex OPA (ortho - phthalaldehyde) high - level disinfectant in 4 patients after cystoscopy. J Allergy Clin Immunol, 2004,114:392 - 397.

[106] Wardle E, Jones D. Determination of rinsing volumes

following manual endoscope disinfection with ortho-phthalaldehyde (OPA). J Gastroenterol Nurses College Australia, 2003,1:7-9.

[107] US Occupational Safety and Health Administration (OSHA). OSHA amends formaldehyde standard. Occupational Safety and Health News, 1991,1.

[108] Berkelman RL, Lewin S, Allen JR, et al. Pseudobacteremia attributed to contamination of povidone-iodine with *Pseudomonas cepacia*. Ann Intern Med, 1981,95:32-36.

[109] Parrott PL, Terry PM, Whitworth EN, et al. *Pseudomonas aeruginosa* peritonitis associated with contaminated poloxamer-iodine solution. Lancet, 1982,2:683-685.

[110] Medcom. Medcom Frequently Asked Questions. www.medcompnet.com/faq/faq/html, 2000.

[111] 薛广波主编. 灭菌、消毒、防护、保藏. 第2版. 北京:人民卫生出版社,2008.

[112] Beck-Sague CM, Jarvis WR. Epidemic bloodstream infections associated with pressure transducers: a persistent problem. Infect Control Hosp Epidemiol, 1989,10:54-59.

[113] Soukiasian SH, Asdourian GK, Weiss JS, et al. A complication from alcohol-swabbed tonometer tips. Am J Ophthalmol, 1988,105:424-425.

[114] Shickman MD, Guze LB, Pearce ML. Bacteremia following cardiac catheterization. N Engl J Med, 1959,260:1164-1166.

[115] Ehrenkranz NJ, Bolyard EA, Wiener M, et al. Antibiotic-sensitive *Serratia marcescens*. infections complicating cardiopulmonary operations: contaminated disinfectant as a reservoir. Lancet, 1980,2:1289-1292.

[116] US Food and Drug Administration (FDA). FDA Law: Food. 2001

[117] US Food and Drug Administration (FDA). FDA(HFD-560): consumer antiseptic drug products (handwash) review. 2005.

[118] Wysowski DK, Flynt JW Jr, Goldfield M, et al. Epidemic

neonatal hyperbilirubinemia and use of a phenolic disinfectant detergent. Pediatrics, 1978,61:165-170.

[119] Doan HM, Keith L, Shennan AT. Phenol and neonatal jaundice. Pediatrics, 1979,64:324-325.

[120] Narang HK, Codd AA. Action of commonly used disinfectants against enteroviruses. J Hosp Infect, 1983,4:209-212.

[121] 陆婉英,黄青山,励俊.生物消毒剂研究进展.中国消毒学杂志,2003,20(3):231-233.

[122] Michael Z. Antimicrobial peptides of multicellular organisms. NATURE, 2002,415:389-395.

[123] Ziv O, Jeffrey CL, Gudmundur H. Structure and organization of the human antimicrobial peptide LL-37 in phospholipid membranes: relevance to the molecular basis for its non-cell-selective activity. Biochem J, 1999,341:501-513.

[124] Rutala WA, Weber DJ. New disinfection and sterilization methods. Emerg Inf Dis, 2001,7:348-353.

[125] Tanaka N, Fujisawa T, Daimon T, et al. The use of electrolyzed solutions for the cleaning and disinfecting of dialyzers. Artif Organs, 2000,24:921-928.

[126] Singh S, Schaaf NG. Dynamic sterilization of titanium implants with ultraviolet light. Internat. J Oral Maxillofac Implants, 1989,4:139-146.

[127] Dolman PJ, Dobrogowski MJ. Contact lens disinfection by ultraviolet light. Am J Ophthalmol, 1989,108:665-669.

[128] National Research Council. Postoperative wound infections, the influence of ultraviolet irradiation of the operating room and of various other factors. Ann Surg, 1964,160:1-12.

[129] Sensakovic JW, Smith LG. Nosocomial ultraviolet keratoconjunctivitis. Infect Control, 1982,3:475-476.

[130] Berrington AW, Pedler SJ. Investigation of gaseous ozone for MRSA decontamination of hospital side-rooms. J Hosp Infect, 1998,40:61-65.

[131] Rutala WA, Shafer KM. General information on cleaning,

disinfection, and sterilization. In: Pfeiffer JA, ed. APIC infection control and applied epidemiology: principles and practice. St Louis: Mosby, 1996:15. 1 – 15. 17.

[132] Barrett T. Flash sterilization: what are the risks? In: Rutala WA, ed. Disinfection, sterilization and antisepsis: principles and practices in healthcare facilities. Washington DC: Association for Professional in Infection Control and Epidemiology. 2001:70 – 76.

[133] Vesley D, Langholz AC, Rohlfing SR, et al. Fluorimetric detection of a *Bacillus stearothermophilus* spore – bound enzyme, α – D – glucosidase, for rapid identification of flash sterilization failure. Appl Environ Microbiol, 1992,58:717 – 719.

[134] Rutala WA, Gergen MF, Weber DJ. Evaluation of a rapid readout biological indicator for flash sterilization with three biological indicators and three chemical indicators. Infect Control Hosp Epidemiol, 1993,14:390 – 394.

[135] Palenik CJ, Cumberlander ND. Effects of steam sterilization on the contents of sharps containers. Am J Infect Control, 1993, 21:28 – 33.

[136] Silverstone SE, Hill DE. Evaluation of sterilization of dental handpieces by heating in synthetic compressor lubricant. Gen Dent, 1999,47:158 – 160.

[137] Bucx MJ, Veldman DJ, Beenhakker MM, et al. The effect of steam sterilization at 134 degrees C on light intensity provided by fibrelight Macintoch laryngoscopes. Anaesthesia, 2000,55: 185 – 186.

[138] Gilbert JA, Phillips HO. The effect of steam sterilization on plaster casting material. Clinical Orthopaed Rel Res, 1984,24: 1 – 4.

[139] Hood E, Stout N, Catto B. Flash sterilization and neurosurgical site infections: guilt by association. Am J Infect Control, 1997,25:156.

[140] RutalaWA, Weber DJ, Chappell KJ. Patient injury from flash –

sterilized instruments. Infect Control Hosp Epidemiol, 1999, 20:458.
[141] Fisher AA. Ethylene oxide dermatitis. Cutis, 1984,34:20-24.
[142] Estrin WJ, Bowler RM, Lash A, et al. Neurotoxicological evaluation of hospital sterilizer workers exposed to ethylene oxide. J Toxicol Clin Toxicol, 1990,28:1-20.
[143] Shaham J, Levi Z, Gurvich R, et al. Hematological changes in hospital workers due to chronic exposure to low levels of ethylene oxide. J Occup Environ Med, 2000,42:843-850.
[144] Lindbohm ML, Hemminki K, Bonhomme MG, et al. Effects of paternal occupational exposure on spontaneous abortions. Am J Public Health, 1991,81:1029-1033.
[145] Rowland AS, Baird DD, Shore DL, et al. Ethylene oxide exposure may increase the risk of spontaneous abortion, preterm birth, and postterm birth. Epidemiology, 1996,7:363-368.
[146] National Toxicology Program. http://ntp-server.niehs.nih.gov/.
[147] Windebank AJ, Blexrud MD. Residual ethylene oxide in hollow fiber hemodialysis units is neurotoxic *in vitro*. Ann Neurol, 1989,26:63-68.
[148] ISO 10993.7-1996 Biological Evaluation of Medical Devices. Part 7. Ethylene oxide sterilization residuals.
[149] Centers for Disease Control and Prevention. Corneal decompensation after intraocular ophthalmic surgery - Missouri, 1998. MMWR, 1998,47:306-309.
[150] Duffy RE, Brown SE, Caldwell KL, et al. An epidemic of corneal destruction caused by plasma gas sterilization. Arch Ophthalmol, 2000,118:1167-1176.
[151] Jarvis WR. Hospital Infections Program, Centers for Disease Control and Prevention. On-site outbreak investigations, 1990-1999. How often are germicides or sterilants the source? In: Rutala WA, ed. Disinfection, sterilization and

antisepsis: principles and practices in healthcare facilities. Washington DC: Association for Professional in Infection Control and Epidemiology, 2001:41-48.

[152] US Department of Human Services, Public Health Service, Agency for Toxic Substance and Disease Registry. Medical management guidelines for acute chemical exposures. 1992.

[153] Occupational Health and Safety Administration. OSHA Fact Sheet. Formaldehyde: Occupational Safety and Health Administration, US Department of Labor. 2002.

[154] Occupational Safety and Health Administration. Ethylene Oxide. OSHA Fact Sheet: Occupational Safety and Health Administration. 2002.

[155] EN 1276 - 2010. Chemical disinfectants and antiseptics. Quantitative suspension test for the evaluation of bactericidal activity of chemical disinfectants and antiseptics used in food, industrial, domestic and institutional area. test method and requirements.

[156] EN 13727 - 2003. Chemical disinfectants and antiseptics. Quantitative suspension test for the evaluation of bactericidal activity for instruments used in the medical area. Test method and requirements.

[157] EN 13624 - 2004. Chemical disinfectants and antiseptics. Quantitative suspension test for the evaluation of fungicidal activity of chemical disinfectants for instruments used in the medical area. Test method and requirements.

[158] EN 14561 - 2006. Chemical disinfectants. Quantitative carrier test for evaluation of bactericidal activity of chemical disinfectants for instruments used in medical area. test method and requirements.

[159] EN 14562 - 2006. Chemical disinfectants. Quantitative carrier test for evaluation of fungicidal activity of chemical disinfectants for instruments used in medical area. Test method and requirements.

[160] EN 14348 - 2005. Chemical disinfectants and antiseptics. Quantitative suspension test for the evaluation of mycobactericidal or tuberculocidal activity of chemical disinfectants in the medical area including instrument disinfectants. Test method and requirements.

[161] EN 14563 - 2009. Chemical disinfectants and antiseptics. Quantitative carrier test for the evaluation of mycobactericidal or tuberculocidal activity of chemical disinfectants used for instruments in the medical area. Test method and requirements.

[162] EN 1657 - 2007. Chemical disinfectants and antiseptics. Quantitative suspension test for the evaluation of fungicidal or yeasticidal activity of chemical disinfectants and antiseptics used in the veterinary field. Test method and requirements.

[163] Association of Official Analytical Chemists (AOAC). The AOAC use - dilution method (for water soluble powders and liquid products). The AOAC germicidal spray products test (for spray products). AOAC fungicidal test, and AOAC tuberculocidal activity method.

[164] Most recent version (2006) of AOAC method 966.04. AOAC sporicidal activity of disinfectants test, method I for clostridium sporogenes.

[165] AOAC method 2008.05. Quantitative three step method (efficacy of liquid sporicides against spores of *Bacillus subtilis* on a hard nonporous surface).

[166] ASTM E 2414 - 05. standard test method for quantitative sporicidal three step method (TSM) to determine efficacy of liquids, liquid sprays, and vapor or gases on contaminated carrier surfaces.

[167] ASTM E 2197 - 02. Standard quantitative carrier test method to evaluate the bactericidal, fungicidal, mycobactericidal, and sporicidal potencies of liquid chemical germicides.

[168] Deva AK, Vickery K, Zou J, et al. Establishment of an in -

use testing method for evaluating disinfection of surgical instruments using the duck hepatitis B model. J Hosp Infect, 1996,33:119-130.
[169] Sanders FT. Environmental protection agency's role in the regulation of antimicrobial pesticides in the United States. In: Rutala WA, ed. Disinfection, sterilization and antisepsis: principles and practices in healthcare facilities. Washington DC: Association for Professional in Infection Control and Epidemiology, 2001:28-40.
[170] ISO 11134-1994. Sterilization of health care products - requirements for validation and routine control - industrial moist heat sterilization.
[171] ISO 11135. 1-2007. Sterilization of health care products: ethylene oxide. Part 1. Requirements for development, validation and routine control of a sterilization process for medical devices. First edition.
[172] ISO 11137. 1-2006. Sterilization of health care products: radiation. Part 1.
[173] ISO 11137. 2-2006. Sterilization of health care products: radiation. Part 2. Establishing the sterilization dose.
[174] ISO 11137. 3-2006. Sterilization of health care products: radiation. Part 3. Guidance on dosimetric aspects.
[175] ISO 11138. 1-2006. Sterilization of healthcare products: biological indicators. Part 1. General requirements.
[176] ISO 11138. 2-2006. Sterilization of healthcare products: biological indicators. BI for ETO.
[177] ISO 11138. 3-2006. Sterilization of healthcare products: biological indicators. Part 2. BI for moist heat.
[178] ISO 11140. 1-2005. Sterilization of healthcare products: chemical indicators. General requirements.
[179] ISO 11140. 2-1998. Sterilization of health care products: chemical indicators. Part 2. Test equipment and methods.
[180] ISO 11140. 3-2007. Sterilization of health care products:

参考文献

chemical indicators. Part 3. Class 2 indicators systems for use in the Bowie and Dick-type steam penetration test.

[181] ISO 11140. 4 - 2007. Sterilization of health care products: chemical indicators. Part 4. Class 2 indicators as an alternative to the Bowie and Dick - type test for detection of steam penetration.

[182] ISO 11140. 5 - 2007. Sterilization of health care products: chemical indicators. Part 5. Class 2 indicators for Bowie and Dick-type air removal tests.

[183] ISO 14161 - 2009. Sterilization of health care products: biological indicators. Guidance for the selection, use and interpretation of results.

[184] ISO 13683 - 1997. Sterilization of health care products: requirements for validation and routine control of moist heat sterilization in health care.

[185] ISO 11607. 1. Packaging for terminally sterilized medical devices. Part 1. Requirements for materials, sterile barrier systems, and packaging systems.

[186] ISO 11607. 2 - 2006. Packaging for terminally sterilized medical devices. Part 2. Validation requirements for forming, sealing and assembly processes.

[187] ISO 111737. 1 - 1995. Sterilization of medical devices: microbiological methods. Part 1. Estimation of the population of microorganisms on products.

[188] ISO 111737. 2 - 1998. Sterilization of medical devices: microbiological methods. Part 2. Tests of sterility performed in the validation of a sterilization process.

[189] ISO 13408. 1 - 2008. Aseptic processing of health care products. Part 1. General requirements.

[190] ISO 13409 - 1996. Sterilization of health care products. Radiation sterilization. Substantiation of 25 kGy as a sterilization dose for small or infrequent production batches.

[191] ISO 14160 - 1998. Sterilization of single: use medical devices

incorporating materials of animal origin. Validation and routine control of sterilization by liquid sterilants.

[192] 中华人民共和国卫生部. 医院消毒供应中心. 第三部分. 清洗消毒及灭菌效果监测标准. WS 310.3-2009.

[193] Centers for Disease Control. False - positive results of spore tests in ethylene oxide sterilizers - Wisconsin. MMWR, 1981, 30:238-240.

[194] Association of Operating Room Nurses. AORN standards and recommended practices for perioperative nursing. Section III: 14.1 - III:14.11, AORN Denver CO, 1987.

[195] 中华人民共和国卫生部. 关于印发《消毒产品卫生安全评价规定》的通知. 卫监督发[2009]105号.

[196] 中华人民共和国卫生部. 关于印发《消毒产品标签说明书管理规范》的通知. 卫监督发[2005]426号.

[197] 中华人民共和国卫生部. 消毒产品生产企业卫生规范(2009版).

[198] World Health Organization (WHO). Environmental health criteria 216 disinfectants and disinfectant by - products. 2000.

[199] 鄂学礼,王丽,邢方潇. 饮水消毒副产物及其标准研究进展. 环境与健康杂志,2010,27(1):2-4.

[200] 马运明,张淑兰,马蔚. 美国现时饮水消毒剂/消毒副产物规定. 国外医学·卫生学分册,2000,27(6):368-372.

[201] 李泰然. 中国食源性疾病现状及管理建议. 中华流行病学杂志,2003,1(3):651-653.

[202] 潘云娣. 食品安全一个世界性的公共卫生问题. 华南预防医学,2002,28(6):63-64.

[203] 毛雪丹,胡俊峰,刘秀梅等. 2003~2007年中国1060起细菌性食源性疾病流行病学特征分析. 中国食品卫生杂志,2010,22(3):224-228.

[204] 景钦隆,毛新武,何洁仪等. 2006~2008年广州市食源性疾病暴发监测分析. 中国食品卫生杂志,2010,22(2):160-164.

[205] 董明盛,贾英民主编. 食品微生物学. 北京:中国轻工业出版社,2006:191.

[206] 吴坤. 营养与食品卫生学. 第5版,北京:人民卫生出版社,

2005:355.
- [207] 高铭营,李宝聚,石延霞等.鲜食蔬菜中食源性病原菌污染及防控.中国食物与营养,2009,5:9-11.
- [208] 姜培珍.食源性疾病与健康.北京:化学工业出版社,2006:39-47.
- [209] 朱献忠.单核细胞增生性李斯特菌研究进展.中国卫生检验杂志,2007,(7):1333-1334.
- [210] 赵惠玲,高洁,王秀臣等.2006~2008年北京市大兴区食品中食源性致病菌的污染状况.中国食品卫生杂志,2010,22(5):435-437.
- [211] 张严峻,张俊彦,梅玲玲等.金黄色葡萄球菌肠毒素基因的分型和分布.中国卫生检验杂志,2005,15(6):682-683.
- [212] Admin.肉毒芽孢杆菌引起的中毒案例原因.2010年1月18日.http://www.food688.com/foodnews/3971.html
- [213] 许文香,陈翠萍,曾明.肠出血大肠埃希菌O157:H7与食品安全.卫生研究,2006,35(4):527-528.
- [214] 刘弘,高围溦.食源性疾病与食物中毒.上海预防医学杂志,2003,15(1):3-4.
- [215] 迟玉聚,盛宏高,范六一.国内外食品安全形势与分析.中华卫生监督与健康杂志,2003,2(4):40-41.
- [216] 巢国祥,焦新安,徐勤等.8类食品单核细胞增生李斯特菌流行特征及耐药性状研究.中国卫生检验杂志,2005,15(5):519-521.
- [217] 刘秀英,胡怡秀.全球食源性疾病现状.国外医学·卫生学分册,2003,30(4):199-205.
- [218] Admin.食源性李斯特杆菌引起的中毒案例分析.2010年1月18日.http://www.food688.com/foodnews/3970.html
- [219] 刘秀梅.食源性疾病监控技术的研究.中国食品卫生杂志,2004,16(1):3-9.
- [220] 高铭营,李宝聚,石延霞等.鲜食蔬菜中食源性病原菌污染及防控.中国食物与营养,2009,5:9-11.
- [221] 中华人民共和国国家标准.食(饮)具消毒卫生标准.GB 14934-1994.
- [222] 中华人民共和国国家标准.食品工具、设备用洗涤卫生标准.GB 14930.1-1994.

[223] 中华人民共和国国家标准.食品工具、设备用洗涤消毒剂卫生标准.GB 14930.2-1994.
[224] 中华人民共和国卫生部.餐饮业和集体用餐配送单位卫生规范.卫监督发〔2005〕260号.
[225] 中华人民共和国卫生部.食品用消毒剂原料(成分)名单(2009版).卫办监督发〔2010〕17号.
[226] 中华人民共和国卫生部.国家突发公共卫生事件应急预案.2006.
[227] 中华人民共和国卫生部.国家突发公共卫生事件相关信息报告管理工作规范(试行).2005.
[228] 中华人民共和国卫生部.托儿所幼儿园卫生保健管理办法.2010.
[229] 中华人民共和国卫生部.疫苗流通和预防接种管理条例.2005.
[230] 中华人民共和国卫生部.学校和托幼机构传染病疫情报告工作规范(试行).2006.
[231] 上海市卫生局.上海市托幼机构消毒隔离工作常规.1999.
[232] 上海市卫生局.上海市托幼机构卫生保健制度.2010.
[233] 上海市卫生局.托幼机构传染病报告和意外事故报告办法.1998.
[234] 上海市卫生局.上海市托儿所、幼儿园卫生保健管理实施细则.1996.
[235] 上海市卫生局.上海市托幼机构合格保健室评分标准.1999.
[236] 上海市卫生局.托幼机构保育工作常规.2010.
[237] 中华人民共和国卫生部.手足口病预防控制指南.2009版.
[238] 中华人民共和国卫生部.关于将手足口病纳入法定传染病管理的通知.2008.
[239] 上海市卫生局.关于加强本市手足口病防治工作的通知.沪卫疾妇[2008]20号.
[240] 上海市卫生局.关于加强托幼机构手足口病防治工作的通知.沪卫疾妇[2008]23号.
[241] 上海市卫生局.上海市托幼机构手足口病预防控制指南(试行).2008.
[242] 中华人民共和国国家标准.空调通风系统清洗规

范. GB 19210-2003.
[243] 中华人民共和国卫生部. 公共场所集中空调通风系统卫生管理办法. 2006.
[244] 中华人民共和国卫生部. 公共场所集中空调通风系统卫生规范. 2006.
[245] 中华人民共和国卫生部. 公共场所集中空调通风系统卫生学评价规范. 2006.
[246] 中华人民共和国卫生部. 公共场所集中空调通风系统清洗规范. 2006.
[247] US Environmental Protection Agency (EPA). Pesticide registration (PR) notice 2006. A draft pesticide registration notice use of antimicrobial pesticide products in heating, ventilation, air conditioning and refrigeration systems (HVAC&R).
[248] 中华人民共和国国家标准. 畜禽病害肉尸及其产品无害化处理规程. GB 16548-1996.
[249] 中华人民共和国国家标准. 畜禽产品消毒规范. GB/T 16569-1996.
[250] 中华人民共和国农业行业标准. 高致病性禽流感无害化处理技术规范. NY/T 766-2004.
[251] 中华人民共和国农业行业标准. 高致病性禽流感消毒技术规范. NY/T 767-2004.
[252] 中华人民共和国环境保护行业标准. 畜禽养殖业污染防治技术规范. HJ/T 81-2001.
[253] 中华人民共和国农业部. 高致病性禽流感疫情处置技术规范(试行). 农政发[2004]1号.
[254] 上海市农业委员会. 上海市高致病性禽流感疫情处置技术规范. 2005.
[255] 世界卫生组织(WHO). 实验室生物安全手册. 2004.
[256] 国际标准. 医学实验室——安全要求. ISO 15190-2003.
[257] 中华人民共和国国务院. 病原微生物实验室生物安全管理条例. 2005.
[258] 中国合格评定国家认可委员会. 医学实验室安全应用指南.

CNAS‑GL14.
[259] 中华人民共和国国家标准.实验室生物安全通用要求.GB 19489‑2008.
[260] 中华人民共和国国家标准.生物安全实验室建筑技术规范.GB 50346‑2004.
[261] 中华人民共和国卫生部.人间传染的病原微生物菌(毒)种保藏机构管理办法.2009.
[262] 中华人民共和国卫生部.可感染人类的高致病性病原微生物菌(毒)种或样本运输管理规定.2006.
[263] 中华人民共和国卫生部.临床实验室废物处理原则.2005.
[264] 中华人民共和国卫生部标准.微生物和生物医学实验室生物安全通用准则.WS 233‑2002.
[265] 中华人民共和国环境保护局.病原微生物实验室生物安全环境管理办法.2006.
[266] 上海市卫生局.上海市一、二级病原微生物实验室生物安全管理规范.2006.
[267] 上海市卫生局.上海市医疗机构消毒隔离工作常规.1999.
[268] 中华人民共和国卫生部.关于深圳市妇儿医院发生严重医院感染事件的通报.卫医发〔1999〕第18号.
[269] 中华人民共和国卫生部.关于西安交通大学医学院第一附属医院发生严重医院感染事件的通报.卫医发〔2008〕53号.
[270] 中华人民共和国卫生部.关于天津市蓟县妇幼保健院新生儿医院感染事件的通报.卫医政发〔2009〕35号.
[271] 中华人民共和国卫生部.关于山西省太原公交公司职工医院山西煤炭中心医院血液透析感染事件的通报.卫医政发〔2009〕27号.
[272] 杜庆涛,封占云,张建刚.禽流感现场消毒演练中发现的问题与改进效果观察.中国消毒学杂志,2007,1:66.
[273] 中华人民共和国国家标准.医疗机构水污染排放标准.GB 18466‑2005.